Geheime Künste der

ALEXANDER-
TECHNIK

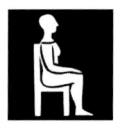

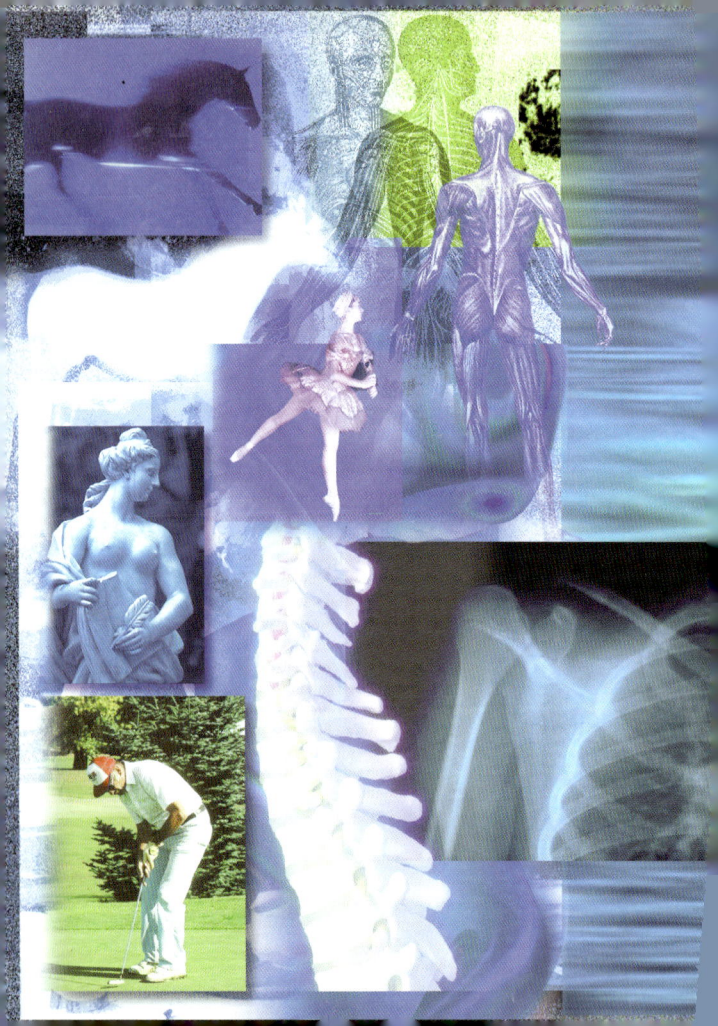

Geheime Künste der

ALEXANDER-
TECHNIK

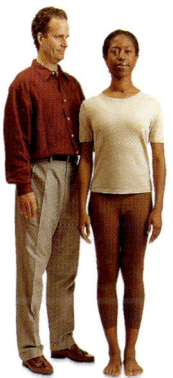

ROBERT MACDONALD
UND CARO NESS

EVERGREEN

Originalausgabe: Secrets of Alexander Technique

EVERGREEN is an imprint of
TASCHEN GmbH

© 2006 TASCHEN GmbH
Hohenzollernring 53, D-50672 Köln
www.taschen.com

© Dorling Kindersley
© 2001 Urheberrechte The Ivy Press Limited

Künstlerische Leitung Peter Bridgewater
Redaktionelle Leitung Sophie Collins
Design Kevin Knight, Jane Lanaway
Redaktion Rowan Davies
Bildredaktion Liz Eddison
Fotograf Guy Ryecart
Illustratoren Sarah Young, Ivan Hissey, Michael Courtney
Dreidimensionale Modelle Mark Jamieson
Übersetzung Dagmar Groman

Printed in China

ISBN-13: 978-3-8228-5640-6
ISBN-10: 3-8228-5640-1

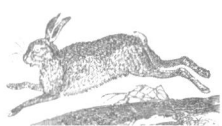

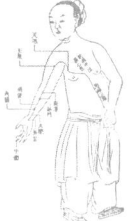

INHALTSVERZEICHNIS

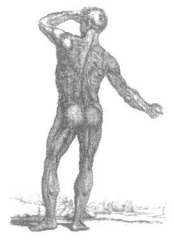
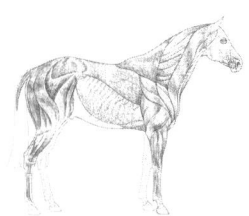
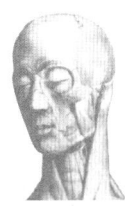

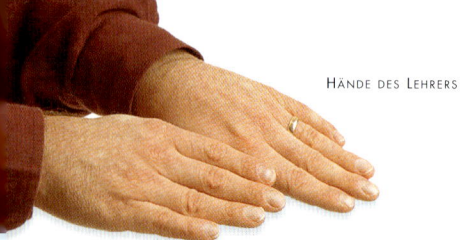

ANWENDUNG DIESES BUCHES

Dieses Buch umfasst vier Abschnitte. Der erste Teil stellt Frederick Matthias Alexander und seine Arbeit vor. Der zweite unterrichtet Sie in Körperbau und -funktionen, und unterstützt Sie darin, die Prinzipien des Innehaltens und der Anweisung auf Ihr Leben anzuwenden. Der dritte Abschnitt beschäftigt sich mit Tätigkeiten wie Sitzen, Hinlegen, Schreiben und Laufen, und unterstützt Sie bei der Umsetzung der Arbeitsweisen, die Sie mit Ihrem Lehrer in der Alexander-Lektion gelernt haben. Der letzte Abschnitt erweitert Ihren Horizont durch bewusste Kontrolle in spezifischen Situationen und Fertigkeiten.

Wichtiger Hinweis:

Obwohl die in diesem Buch dargebotenen Informationen für jeden hilfreich sein werden, der/die einen Kurs der Alexander-Technik in Erwägung zieht, sollte ein Training in der Technik nur unter der Leitung eines qualifizierten Lehrers in Angriff nehmen. Die Informationen in diesem Buch sind kein Ersatz für ein solches Training. Lesen Sie bitte Seiten 218-219 für eine Hilfestellung, wie ein Lehrer zu finden ist.

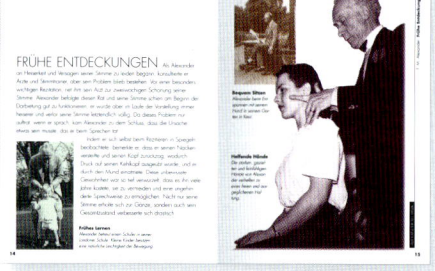

Die Grundlagen:

Der erste Teil dieses Buches behandelt das Leben und die praktischen Theorien von Alexander, sowie die Bedeutung der Primärsteuerung und des bewussten Innehaltens.

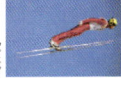

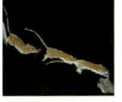
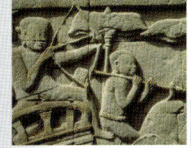
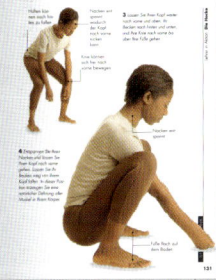
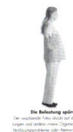

Die Anfänge:

Der zweite Abschnitt, Erste Schritte, hilft Ihnen, Ihre Fähigkeit für Balance, Leichtigkeit und Anmut in der Bewegung als Ihr Geburtsrecht zu anerkennen.

Übungen:

Der dritte und längste Abschnitt eröffnet Ihnen die Alexander-Abläufe, die zu einem verstärkten Bewusstsein über das Zusammenspiel von Körper und Geist führen.

Ergebnis:

Der letzte Abschnitt, die Selbstbeherrschung, verhilft Ihnen zur Nutzung von zwei mächtigen Ressourcen – Selbsterkenntnis und persönliche Wahl – und diese für alltägliche Aufgaben, Übungen, Arbeit und für die allgemeine Wohlbefinden einzusetzen.

Einleitung

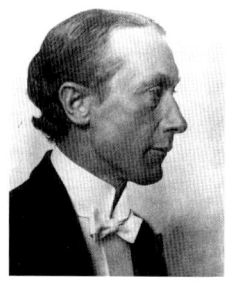

F. M. Alexander
*Alexander wurde 1869 in Tasmanien
geboren und zog mit 34 Jahren nach
London. Er starb 1955.*

Die Alexander-Technik ist ein wichtiger Zugang zu den menschlichen Ressourcen der Selbsterkenntnis und Selbsterziehung. Die von Frederick Matthias Alexander um die letzte Jahrhundertwende eingeführte Technik, ist in medizinischen, pädagogischen und künstlerischen Kreisen als eine effiziente Methode zur Selbsthilfe anerkannt. Sie ist eine Methode zur Erreichung von guter Haltung, Bewegungsfreiheit, freier Atmung, Selbstsicherheit und allgemeinem Wohlbefinden, wobei gleichzeitig Schmerzen und Versteifungen gelöst werden.

Diese Vorteile werden nicht durch Übungen erzielt, sondern durch einen Gedankenprozess, der Ihnen bei der Wahrnehmung Ihrer einschränkenden Gewohnheiten der Muskelverspannung hilft. Natürliches Stehen, leichtes Atmen und anmutige Bewegungen waren einmal Tätigkeiten, die Sie für selbstverständlich hielten, die aber erschwert wurden. Unterricht in der Alexander-Technik hilft die Anstrengung zu erkennen und zu vermeiden, die Ihre Fähigkeit sicher in Ihrer vollen Größe, mit guter Balance und geringstem Aufwand zu stehen beeinträchtigt. Es handelt sich um eine „wie stoppe ich was mich stoppt" Technik. Diese Wahrnehmung bildet die Grundlage für Wachstum und Entwicklung auf allen Ebenen des Lebens, und macht Ihre natürliche Begabung zu Haltung, Anmut, innerer Ruhe und allgemeiner Wachsamkeit zu einer Möglichkeit.

Was Ihre Haltung über Sie verrät

Ihre Haltung ist eine Ausdrucksform Ihres Denkens und Fühlens. Sie spiegelt Ihre Reaktionen auf das Leben und hat eine umfassende Wirkung auf Ihr gesamtes Körper-Geist-Bewusstsein. Die Alexander-Technik hilft Ihnen diese Wechselwirkung zu verstehen, Ihre Reaktion bewusst zu wählen und fordert Sie auf, das Leistungsvermögen Ihres Bewusstseins zu nutzen.

Die oben genannten Prinzipien entstanden aus den praktischen Erfahrungen von Alexander. Nach einer Reihe von Beobachtungen hat er seine Ideen formuliert und daraus das Konzept für seine Technik erstellt. Wie jedes wissenschaftliche Prinzip, wurde die Technik durch Experimente über die letzten hundert Jahre als wirkungsvoll bewiesen. Beobachten Sie sich selbst bei der Lektüre dieses Buches beim Versuch, diese Prinzipien auf Ihr alltägliches Leben anzuwenden. Oder kontaktieren Sie einen Alexander-Lehrer, der Ihnen auf Ihrer Reise zur Selbstfindung zur Seite steht.

F. M. ALEXANDER

Frederick Matthias Alexander wurde 1869 in Tasmanien als Sohn eines Landwirts geboren. Er wollte Schauspieler werden und startete eine vielversprechende Karriere als Solokünstler. Mitte der 1890er Jahre begann ihm die Stimme zu versagen und die Medizin wusste keinen Rat. - Indem er sich selbst in Spiegeln beobachtete, kam er zu dem Schluss, dass sein Zustand aus fehlerhaften Bewegungsabläufen entstanden ist, und dass dieser Fehlgebrauch verantwortlich für viele Leiden der Menschen in unserer stresserfüllten, modernen Welt ist. In *Der Gebrauch des Selbst* (1932) beschreibt er die Vorgänge der Selbstfindung und die Technik, die er entwickelte, um sich selbst und anderen bei der Überwindung schlechter Gewohnheiten zu helfen.

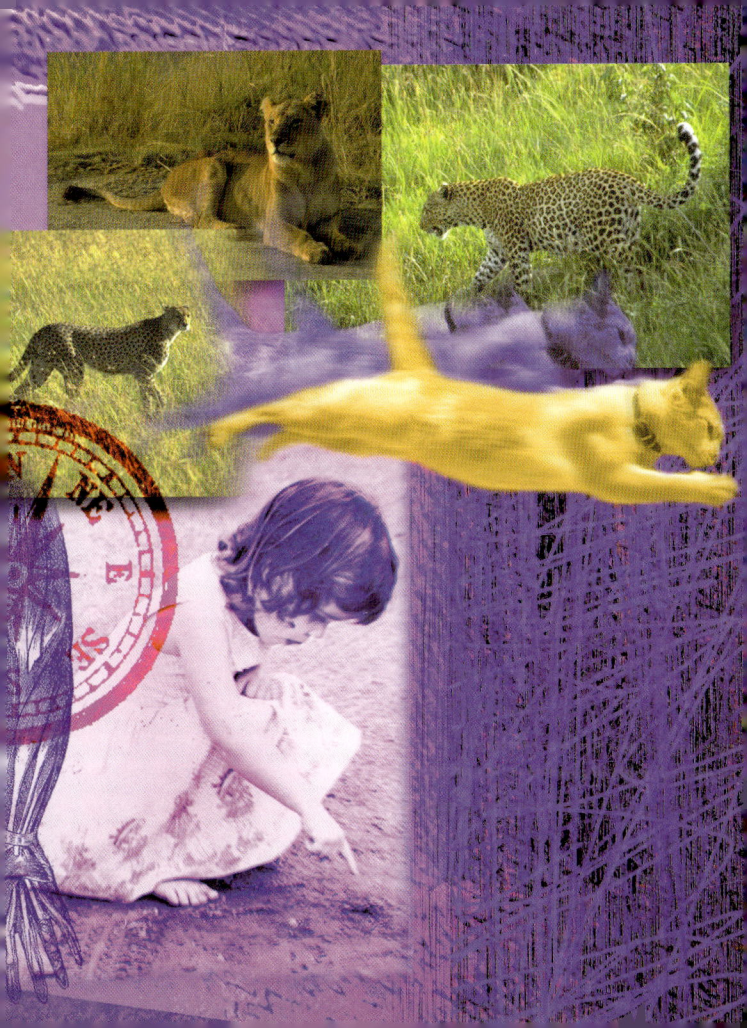

Alexander: Das Profil

Im Alter von 20 geht Alexander nach Melbourne in Australien, wo er mit der Anwendung seiner neuen Technik beginnt. 1899 zieht er nach Sydney, wo er als Direktor des „Dramatic and Operatic Conservatorium" tätig wird. Er beschrieb seine Methode als eine der „grundlegenden Veränderung und Steuerung der Reaktion." Seine Technik hilft vielen Fällen, in denen Ärzte ratlos waren, und ausgestattet mit Empfehlungen von führenden Australischen Medizinern, macht er sich 1904 im Alter von 34 auf den Weg nach London, England. In nur ein paar Jahren baut er eine große und moderne Praxis auf. Unter seinen Schülern findet man George Bernard Shaw, die Schauspieler Sir Henry Irving und Lily Langtree, und Lord Lytton. 1910 veröffentlicht er sein erstes Buch über die Technik mit dem Titel *Des Menschen höchstes Erbe*. Der Kriegsausbruch 1914 führt zum Niedergang seiner Praxis, also zieht er nach Amerika, wo er zahlreiche neue Anhänger gewinnt, darunter auch der bedeutende Pädagoge John Dewey.

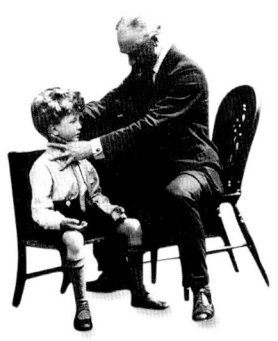

Er unterrichtet Kinder

Alexander gründet eine Schule in der er Kinder nach seinen Prinzipien unterrichtet. Hier arbeitet er mit einem Schüler.

Die Botschaft verbreiten

Nach dem Krieg baut Alexander seine Praxis in England wieder auf. Viele Mediziner, aber auch einflussreiche Persönlichkeiten, wie der Politiker Stafford Cripps und der Autor Aldous Huxley, unterstützen ihn. Er veröffentlicht drei weitere Bücher - *Konstruktive bewusste Steuerung des Individuums*, *Der Gebrauch des Selbst* und *Die universelle Konstante im Leben*. Er gründet eine Schule zur Kindererziehung und startet einen Ausbildungslehrgang. Sein späteres Leben wird von der Verleumdungsklage gegen die südafrikanische Regierung überschattet, die ihn in einem Magazin als Scharlatan beschuldigte.

Die Sorge über diese Klage führt 1947 zu einem leichten Schlaganfall, aber die Technik wird durch einen Sieg vor Gericht gerechtfertigt. Viele Menschen, denen er über die Jahre geholfen hat, eilten herbei um der Verteidigung überzeugende Beweise zu liefern. Alexander erholt sich vollständig und stirbt 1955 im Alter von 86 Jahren in London. Bis zum Schluss führt er ein aktives Leben und frönt seinen Leidenschaften: Essen, Wein und Pferderennen.

Nach seinem Tod setzte sein Schüler Walter Carrington zusammen mit seiner Frau Dilys seine Arbeit in London fort. Diese Schule heißt heute „The Constructive Teaching Centre" und ist der mittelpunkt der internationalen Gemeinschaft der Alexander-Lehrer.

FRÜHE ENTDECKUNGEN

Als Alexander an Heiserkeit und Versagen seiner Stimme zu leiden begann, konsultierte er Ärzte und Stimmtrainer, aber sein Problem blieb bestehen. Vor einer besonders wichtigen Rezitation, riet ihm sein Arzt zur zweiwöchigen Schonung seiner Stimme. Alexander befolgte diesen Rat und seine Stimme schien am Beginn der Darbietung gut zu funktionieren, er wurde aber im Laufe der Vorstellung immer heiserer und verlor seine Stimme letztendlich völlig. Da dieses Problem nur auftrat, wenn er sprach, kam Alexander zu dem Schluss, dass die Ursache etwas sein musste, das er beim Sprechen tat.

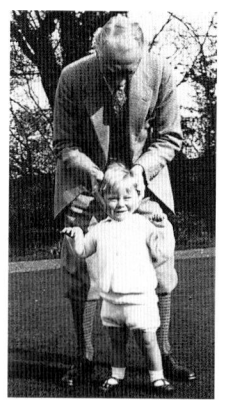

Indem er sich selbst beim Rezitieren in Spiegeln beobachtete, bemerkte er, dass er seinen Nacken versteifte und seinen Kopf zurückzog, wodurch Druck auf seinen Kehlkopf ausgeübt wurde, und er durch den Mund einatmete. Diese unbewusste Gewohnheit war so tief verwurzelt, dass es ihn viele Jahre kostete, sie zu vermeiden und eine ungehinderte Sprechweise zu ermöglichen. Nicht nur seine Stimme erholte sich zur Gänze, sondern auch sein Gesamtzustand verbesserte sich drastisch.

Frühes Lernen
Alexander betreut einen Schüler in seiner Londoner Schule. Kleine Kinder besitzen eine natürliche Leichtigkeit der Bewegung.

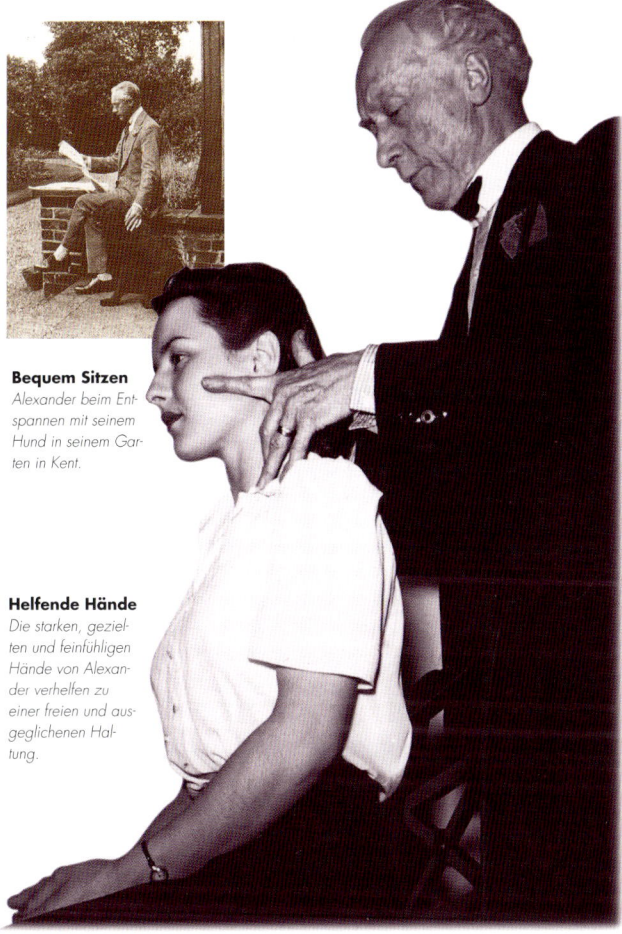

Bequem Sitzen
*Alexander beim Ent-
spannen mit seinem
Hund in seinem Gar-
ten in Kent.*

Helfende Hände
*Die starken, geziel-
ten und feinfühligen
Hände von Alexan-
der verhelfen zu
einer freien und aus-
geglichenen Hal-
tung.*

Primärsteuerung

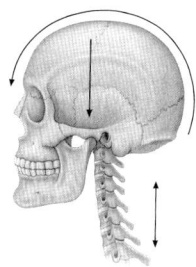

Gleichgewicht des Kopfes
Kontrolle über die Kopf-Nacken-Rücken-Beziehung ist für einen guten Gebrauch des Körpers essentiell.

Die Primärsteuerung ist die besondere Beziehung zwischen Kopf, Nacken und Rücken, welche die Koordination des gesamten Körpers beeinflusst. Durch die Beobachtung seiner Bewegungen in einem Spiegel entdeckte Alexander, dass er aus Gewohnheit seinen Nacken versteifte, seinen Kopf zurückzog und seinen Rücken verkürzte. Dies führte dazu, dass er seinen Hals zuschnürte und durch den Mund einatmete. Dieses Einengen des Kopf-, Nacken- und Rückenbereichs

führte zum anhaltendem Stimmverlust. Ohne diese Beeinträchtigung erlangte er seine Stimme gänzlich wieder. Zusätzlich verbesserte sich sein Gesamtzustand.

Die Macht von Kopf und Nacken

Alexander gelang eine grundlegende Entdeckung der menschlichen Physiologie. Er erkannte, dass die Erhaltung des Tonus seiner Nackenmuskulatur und die Position seines Kopfes eine elementare Voraussetzung für den effizienten Gebrauch seines Körpers war. Der bekannte Anthropologe Raymond Dart bekräftigte diese Entdeckung mit seiner Aussage, dass die elementare Bedeutung der Position von Kopf und Nacken in der menschlichen Haltung und Bewegung, eine grundlegende biologische Tatsache ist.

Verwendung der Primärsteuerung

Viele Körperfunktionen, wie Atmung, Kreislauf und Verdauung, werden dadurch bestimmt, wie gut wir unsere

Primärsteuerung einsetzen. Sie bestimmt Koordination, Anmut und Effizienz. Ihre Fähigkeit die Primärsteuerung allgemeiner Funktionen zu fördern, ist die Grundlage für Gesundheit und Wohlbefinden. Oft ist es Ihnen nicht bewusst, in welchem Ausmaß Sie die Primärsteuerung beeinträchtigen. Die Entdeckung von Alexander ist ein allgemeines Prinzip, dass sich auf die Frage der Verschlechterung von Haltung, Gesundheit und Wohlbefinden bezieht.

Alexander erstellte eine Methode, in der die Primärsteuerung als eine Arbeitsgrundlage verwendet wird. Er entwickelte aus der Anwendung des Innehaltens und durch Formulierung der Anweisung „den Nacken frei sein lassen, damit der Kopf nach vorne und oben und der Rücken sich strecken und dehnen kann" eine Methode, durch welche der Mechanismus, der die subtile Freiheit und dynamische Beziehung zwischen Kopf-Nacken-Rücken und die Atmung beeinflusst, effizienter arbeiten konnte.

KÖRPER-GEIST-VERBINDUNG

Jedes Mal, wenn Sie auf einen Reiz reagieren, arbeiten Ihr Geist und Körper zusammen. Durch den Unterricht in der Alexander-Technik lernen Sie, wie wichtig diese Beziehung ist. Sind Sie glücklich oder traurig, interessiert oder gelangweilt, erfreut oder verärgert, sicher oder verängstigt, geduldig oder ungeduldig, positiv oder negativ, kommen diese Reaktionen in Ihrer Art zu stehen und zu atmen zum Ausdruck.

Stehen mit Leichtigkeit

Junge Menschen sind von Natur aus zu einer wachsamen Stille veranlagt. Mit dem Alter wird das immer schwieriger.

Bequem Sitzen

Aufgrund der starken Verbindung zwischen Ihrer Reaktion und der Funktion der Haltungsmechanismen ist Ihr Zustand abhängig von Ihren Lebenserfahrungen und Ihren Reaktionen darauf.

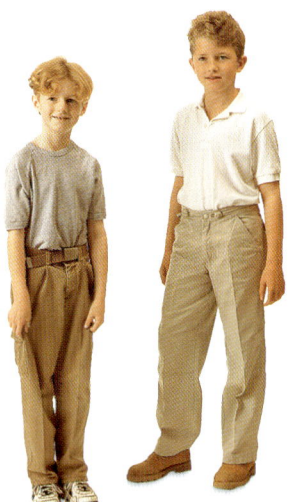

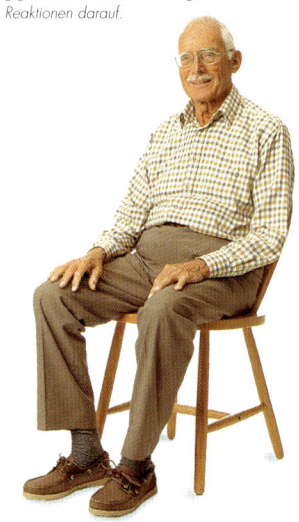

Der Kontrollfreak

Überschätzung, festgefahrene Ansichten und Selbstsicherheit können zu einer versteiften Haltung führen.

Der Herausforderer

Die Tendenz, vorschnell auf jeden Reiz zu reagieren, führt zu Ärger und Aggression.

Der Unterlegene

Die Tendenz, alle Reize als Selbstkritik zu betrachten, führt zu Depressionen.

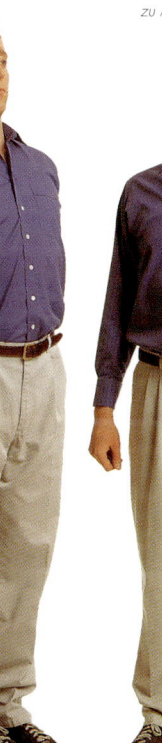
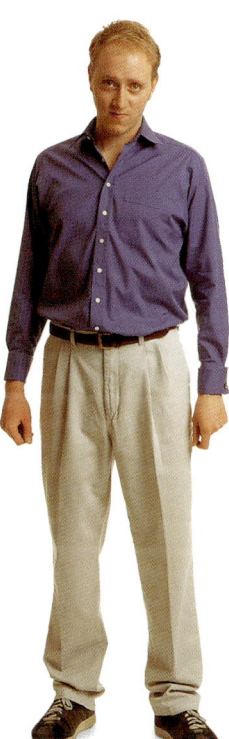
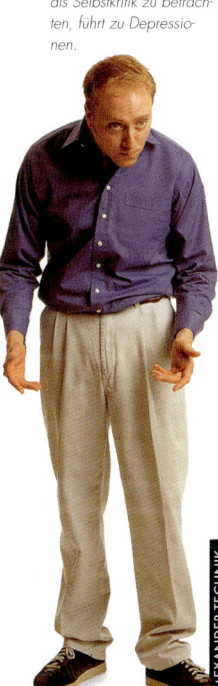

Gewohnheiten erkennen

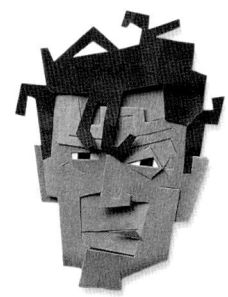

Gewohnte Reaktion

Manche Gewohnheiten bieten hilfreiche Möglichkeiten, um mit Situationen umzugehen; andere sind kontraproduktiv.

Gewohnheiten sind starre Muster physischer Abläufe oder Verhaltensweisen. Viele unserer Gewohnheiten sind erlernte Reaktionen, die durch stetes wiederholen automatisch geworden sind. Gewohnheiten haben verschiedene Formen: sie können in einem Denkmuster, einer Verhaltens- oder Handlungsweise auftreten. Durch die Alexander-Technik gewinnen Sie einen besonderen Einblick in die Art, in der Sie die Dinge tun.

Überreaktion

Alexander bemerkte durch seine Beobachtungen eine Tendenz zur Überreaktion, wenn er sprechen musste. Tatsächlich verleitete ihn jede Situation, die Taten erforderte, zu einem ähnlichen Verhalten. Diese Überreaktion äußerte sich im Zusammenziehen seiner Nackenmuskulatur und Überspannen der Muskeln an der Körperfront, wodurch seine Statur verkürzt wurde. Alexander erkannte, dass dieses Muster die Basis all seiner Reaktionen war. Seine Arbeit bestätigte, dass es ein universelles Muster war und die meisten Menschen zu einer Überreaktion in ähnlicher Weise neigen.

Diese Gewohnheit ist meist kaum wahrnehmbar, kann aber mit der Zeit die Haltung prägen. Über die Jahre können die natürlichen Funktionen beeinträchtigt werden und zu einer unerwünschten Abnutzung des Körpers führen. Dies kann zu Degenerationen und Krankheiten führen.

Zielfixiertheit

Zielfixiertheit bezieht sich auf eine Tendenz, sich auf das Resultat zu konzentrieren, wobei der Vorgang zur Erreichung dieses Ziels außer Acht gelassen wird. Alexander glaubte, dass die Gewohnheit der Zielfixiertheit das größte Hindernis für eine Verhaltensänderung darstellt. Gute Resultate zu erzielen ist wichtig, aber falsche Bemühungen bedeuten, dass Sie Ihre besten Intentionen untergraben und sich einschränken.

Lenken der inneren Triebe

Wenn wir bedenken, wie wir manchmal beim Versuch uns zu entspannen noch angespannter werden, wird die Absurdität der Zielfixiertheit deutlich. Dies ist in unserem Überlebenssinn verankert, ausgedrückt durch unser Verlangen Dinge richtig zu machen und unsere Angst vor Fehlern. Viele Gewohnheiten entstehen aus instinktiven Trieben.

Die Alexander-Technik hilft Ihnen eine Beziehung zu diesen inneren Kräften zu bilden und bietet ihnen Mittel für eine Steuerung dieser Triebe.

SINNESWAHRNEHMUNG

Wenn wir eine Handlung oft genug wiederholen, auch wenn sie schwierig oder schädlich ist, fühlt sie sich letzten Endes natürlich an. Sie erscheint richtig, weil wir uns daran gewöhnt haben. Nach einer Weile fühlt es sich normal an verkürzt, versteift oder allgemein nach unten gezogen zu werden. Alexander bezeichnete das als unzuverlässige Sinneswahrnehmung. Als er sich beim Rezitieren in einem Spiegel beobachtete, stellte er überrascht fest, dass er seinen Kopf zurückzog und die Statur verkürzte. Was er sich selbst tun sah und was er zu tun glaubte, war nicht identisch.

Gute Haltung
Kinder zeigen eine natürliche, gute Balance.

Schlechte Haltung
Es ist normal zusammenzusacken, wenn man müde ist, aber diese Reaktion kann zur Gewohnheit werden.

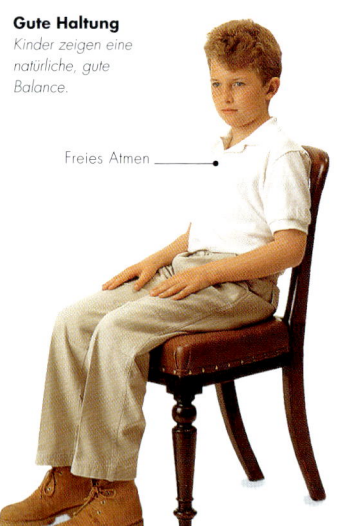

Freies Atmen

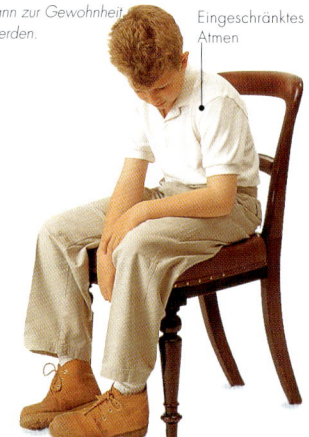

Eingeschränktes Atmen

Reaktionen beobachten

Als Alexander vor dem Spiegel rezitierte, erkannte er, dass er seinen Körper unbemerkt anspannte. Er nannte das fehlerhafte Sinneswahrnehmung. Nach ihrer Ausbildung müssen Alexander-Lehrer die Verfeinerung ihrer Sinneswahrnehmung fortsetzen. Versuchen Sie vor einem Spiegel zu arbeiten, um zu sehen, ob Sie unbemerkt Teile Ihres Körpers anspannen.

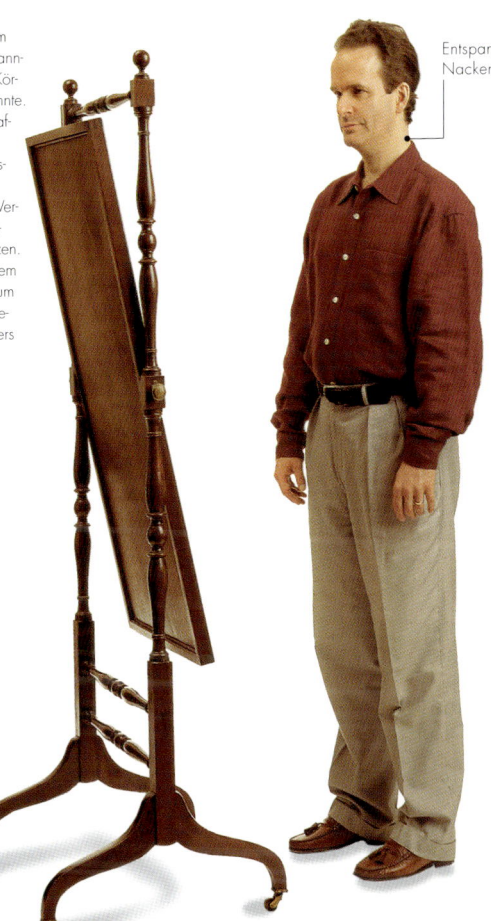

Entspannter Nacken

Bewusstes Innehalten

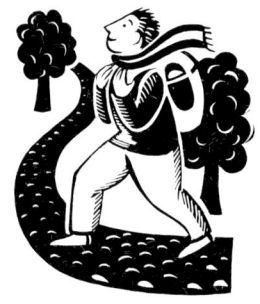

Freie Wahl

Nehmen Sie sich einen Moment Zeit um die Muskelanspannung in Ihrem Körper einzuschätzen, bevor Sie eine Handlung ausführen.

Wie oft schon haben Sie zu hören bekommen „Warum denkst du nicht bevor zu sprichst?" oder „Nimm dir Zeit!"? Sie erhalten ständig Reize aus der Außenwelt. Zur selben Zeit erhalten Sie unzählige interne Meldungen. Vielleicht haben Sie das Gefühl, dass Sie manchmal automatisch auf eine Weise auf diese externen Reize reagieren, die Ihnen im nachhinein als unnötig, unpassend oder sogar selbstzerstörerisch vorkommt. Vielleicht

bereiten Sie sich zu sehr auf eine Handlung vor, schon der Gedanke an Handlung löst einen Anstieg der Muskelanspannung aus. Ihre Erfahrungen Ihre Gewohnheiten, haben physiologische Programme, die in Ihrem Gehirn abgespeichert sind, angelegt. All die Spannungen, die Sie erzeugen, werden als Teil dieses Musters beibehalten.

Mit Gewohnheiten brechen

„Innehalten" bedeutet „unterbrechen." Die Unterbrechung vor dem Handeln, bietet Ihnen die Chance, eine bessere Funktion Ihrer Balance, Bewegungsfreiheit und allgemeinem Wohlbefinden zu ermöglichen. Wenn Sie jedoch diese natürliche Leichtigkeit zulassen wollen, müssen Sie sich erst bewusst werden, dass Ihre gewohnten Reaktionen vorherrschen. Innehalten hilft Ihnen, diese zu vermeiden, indem eine Unterbrechung zwischen Reiz und Reaktion erzeugt wird. Diese Unterbrechung bietet die benötigte Zeit und den Raum, um die gewünschte Reaktion zu ermöglichen. Wenn Sie Ihre Reaktion auf Reize aufschieben und Ihre

bewusste, durchdachte Wahlmöglichkeit
einschalten, können Sie aus dem
Gewohnheitsmuster ausbrechen und Ihre
Reaktion frei wählen.

Bewältigen von zusätzlichem Stress

Wenn Sie sich in einer schwierigen Situation befinden ist es verständlich, dass Sie
angespannt sind. Durch den Vorgang
des Innehaltens können Sie diese Reaktion unterbinden, die Situation erleben
und daraus lernen. Dazu müssen Sie sich
aber genug Auszeit geben. Vielleicht
glauben Sie, dass die Unterbrechung Sie
bremst, aber Sie werden schnell heraus-
finden, dass es sich um einen Vorgang
handelt, der Ihnen Zeit durch das Vermeiden gedankenloser Handlungen und
überflüssiger Bemühungen spart.

Bereit zu Handeln

Die Erfahrung als Bühnendarsteller gab
Alexander Einblicke in menschliche Reaktionen.

BEWUSSTES INNEHALTEN

Der Vorgang des Innehaltens ist die Basis, um zu lernen, wie man handelt. Es geht dabei nicht um Verdrängung. Prüfen Sie Ihr Gesamtverhalten, und zwar nicht nur was Sie tun, um Ihr Ziel zu erreichen, sondern was in Ihrem Handeln ein erfolgreiches Ergebnis verhindert. Welche Spannungen erzeugen Sie, die Ihre Handlungsfreiheit einschränken? Innehalten ist der Schlüssel zu einer erfolgreichen Leistung – unterbrechen Sie und sagen Sie „Nein" oder „Nein, ich muss das nicht wie gewohnt machen". Dadurch können Probleme behandelt werden, die entstanden sind, weil Sie ständig zu schnell reagieren oder zu verkrampft versuchen, alles richtig zu machen. Das Aufschieben der Handlungen macht übertriebene oder unnötige Anstrengungen vermeidbar.

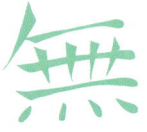

Wu Wei
Dies sind die chinesischen Zeichen für das Konzept des „Nichtstuns".

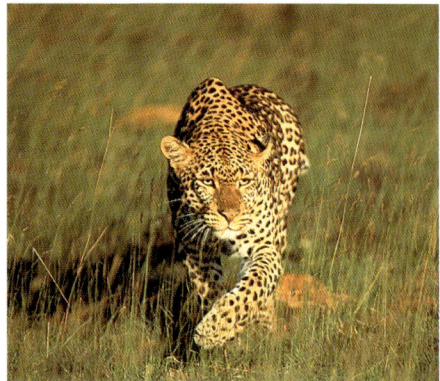

Weisheit der Tiere
Beim Heranpirschen wissen Tiere, dass durch vorschnelle Bewegungen die Beute entkommen kann.

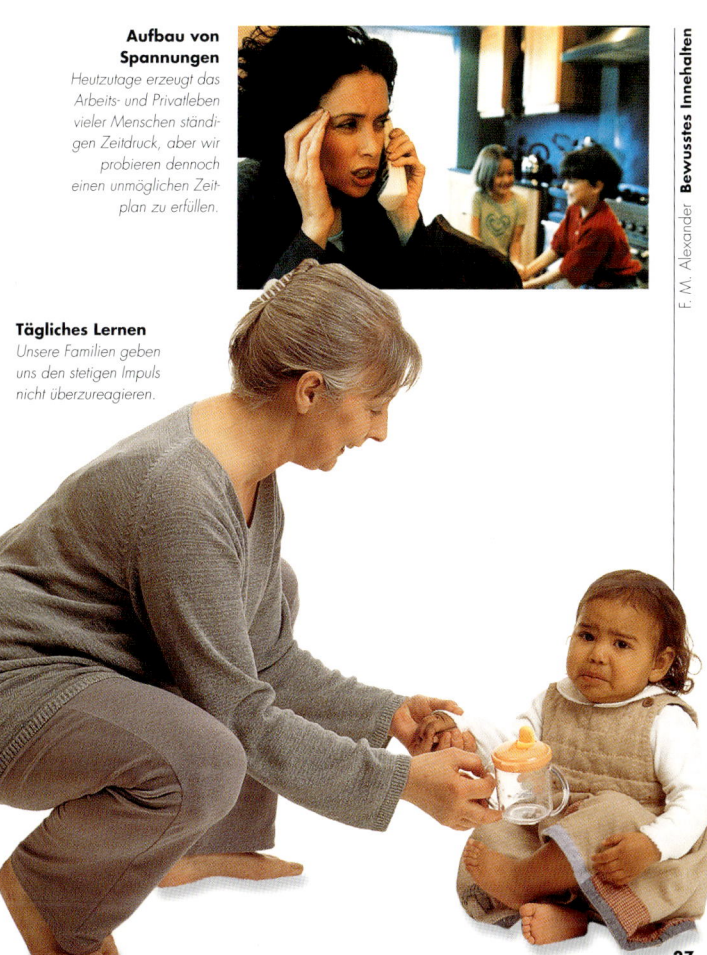

Aufbau von Spannungen

Heutzutage erzeugt das Arbeits- und Privatleben vieler Menschen ständigen Zeitdruck, aber wir probieren dennoch einen unmöglichen Zeitplan zu erfüllen.

Tägliches Lernen

Unsere Familien geben uns den stetigen Impuls nicht überzureagieren.

Ein Bewusst Gesteuertes Selbst

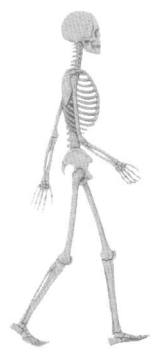

Effiziente Bewegung

Wenn Sie die falschen Dinge verhindern, passieren die richtigen „von selbst".

Anweisungen sind Gedanken, die Ihren Körper dazu bringen sich zu strecken und zu dehnen. Die Fähigkeit Anweisungen zu geben ist ein heikler Vorgang. Oft bewirkt der Wunsch nach Aktivität einen Anstieg an Muskelanspannung. Anweisungen sind bewusste Vorsatzhandlungen und beziehen sich auf Ihre Fähigkeit Entscheidungen zu treffen und diese umzusetzen. Alexander erkannte, dass, wenn er seinen Nacken versteifte, den Kopf zurückzog und seinen Körper verkürzte und einengte, seine Stimme beeinträchtigt wurde. Er verlor seine Stimme als ein Resultat des falschen Gebrauchs seines Körpers durch Fehlanweisung. Er fand heraus, dass, wenn er seinen ganzen Körper dehnte und streckte, die Bedingungen für eine freie, effektive und ausdruckstarke Stimmarbeit geschaffen wurden. Er formulierte die Anweisungen: „Lass den Nacken frei sein, damit der Kopf nach vorne und oben kann, und sich die Wirbelsäule dehnen und der Rücken strecken kann." Diese präzisen Befehle ermöglichten die richtige Arbeitsweise der Primärsteuerung.

Vorbeugendes Bewusstsein

Die Anweisungen, verwendet in der Alexander-Technik, sind Großteils präventive Anordnungen. Wir alle kennen die Tendenz, die Muskeln im ganzen Körper beim Stehen und Bewegen zu verspannen, besonders jene im Nacken. Diese Gewohnheitsmuster müssen erst erkannt werden, um sie zu vermeiden ohne die Anspannung zu erhöhen. Wenn Sie daran denken, gerade zu stehen, ist es nicht ungewöhnlich Ihre Muskeln zu verspannen, um jene aufrechte Haltung zu erreichen, die Sie für richtig halten.

Sensibles Denken

Wenn Sie Anweisungen geben, geht es nicht nur um die Richtung, in die Sie Ihren Körper bewegen wollen, sondern darum, die alten Gewohnheiten zu vermeiden. Es ist nicht sinnvoll alte Muster beizuhalten und gleichzeitig neue Anweisungen zu geben. Gewohnheiten der Muskelanspannung und Zielfixiertheit warten nur darauf, aktiv zu werden. Wenn die Anweisungen richtig erfolgen, scheint es als ob sie sich „selbst ausführen". Eine klare Form sensiblen Denkens ist notwendig, um Anweisungen effektiv zu vermitteln.

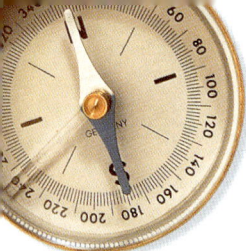

Finden Ihrer Position

Ein Kompass ist eine unschätzbare Hilfe beim Navigieren. Auf ähnliche Weise folgt die richtige Haltungsreaktion, wenn Ihre Gedanken klar sind.

GESTEUERTES DENKEN

Wenn Sie beginnen die Anweisungen umzusetzen, werden Sie anfangen subtile aber einschneidende Veränderungen an Ihnen und Ihren Reaktionen zu spüren. Wenn Sie die nötige Fähigkeit und Sensibilität entwickeln um Ihre Haltung durch Anweisung zu beeinflussen, verbessert sich die allgemeine Kommunikation mit den Wurzeln Ihres Verhaltens. Obwohl Sie klar wissen müssen, was gewünscht und benötigt wird, muss jede Anweisung die entsprechende Haltungsreaktion selbst auslösen. Ihr Gedankengang sollte Sie offen für Rückmeldungen aus Ihrem Körper lassen. Manchmal werden Sie feststellen, dass Sie es zu sehr versuchen und sich selbst unbewusst blockieren.

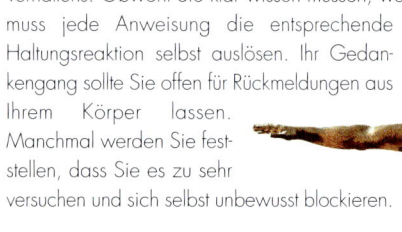

Ziele fassen

Gedanken, Balance, Stärke und freie Anweisung führen zu einem erfolgreichen Ergebnis.

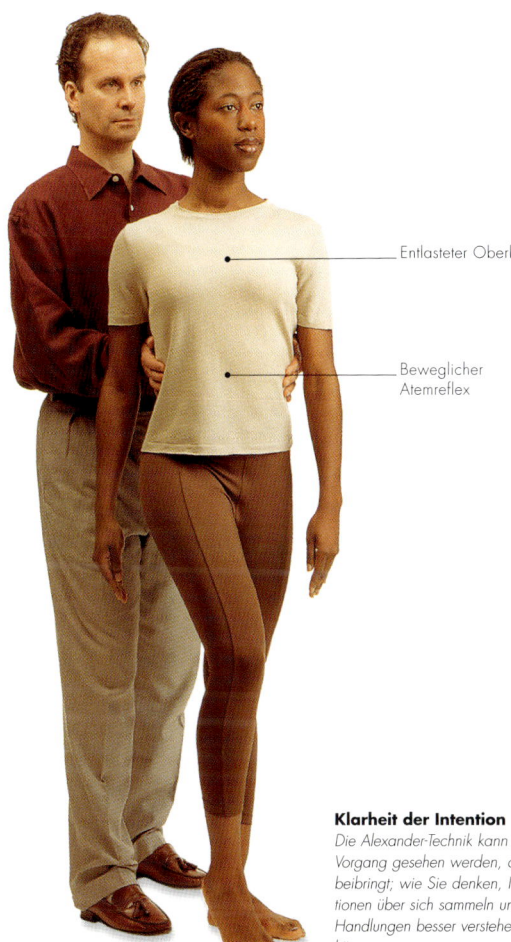

Entlasteter Oberkörper

Beweglicher
Atemreflex

Klarheit der Intention

*Die Alexander-Technik kann als ein
Vorgang gesehen werden, der Ihnen
beibringt; wie Sie denken, Informationen über sich sammeln und Ihre
Handlungen besser verstehen
können.*

Bewusste Steuerung

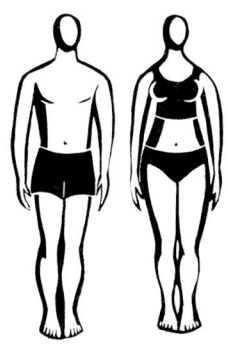

Entscheidungen treffen
Unterricht der Alexander-Technik hilft Ihnen, Gedanken und Bewusstsein während der Aktivität einzusetzen.

Wir leben in der Zeit des 30-Sekunden O-Tons und unter der ständigen Erwartung, dass alles noch schneller erledigt werden muss. Arbeitslosigkeit, Zeitverträge, Frühpensionierung und die Angst ersetzt zu werden oder zu versagen erzeugen den psychologischen Druck alles richtig zu machen. Unter solchem Stress neigen wir dazu, uns noch mehr anzustrengen. Die Angst etwas falsch zu machen bringt Sie auf Kosten der Umsetzung dazu, sich auf das Resultat zu konzentrieren. Die Alexander-Technik hilft Ihnen, die Balance Ihres Schwerpunkts zwischen dem was getan wird und wie Sie es tun zu halten, und stärker auf die verwendeten Abläufe zu achten. Sie verlangt von Ihnen die Tatsache zu erkennen, dass sich viele Ihrer Intentionen und Handlungen leicht in Muskelverspannungen umwandeln. Die Alexander-Technik befähigt Sie, diese Spannungen bewusst wahrzunehmen und sich darauf zu konzentrieren, ein freies Funktionieren der Primärsteuerung vor, während und nach der Aktivität sichern.

Wozu die Eile?

Wenn Sie alles schnell erledigen, aktivieren Sie aus Gewohnheit jene Gehirnbereiche, die auf den Umgang mit Notsituationen ausgerichtet sind. Die Reizüberflutung der Kampf- oder Fluchtreaktion ist nicht gerade der ideale Weg um etwas zu erledigen. Gewohnte Zielfixiertheit kann eine Daueraktivierung der Kampf- oder Fluchtreaktion erfordern, die

nach einiger Zeit stressig und ungesund
wird. Wenn sie so tief verwurzelt wird,
dass Sie vergessen, wie Sie Ihre Ausgeglichenheit wiedererlangen, sind Sie in
ernsthaften Schwierigkeiten.

Bewusste Steuerung anregen

Die bevorzugte Zielfixiertheit vor den
Mitteln, wodurch Sie ein Ziel erreichen,
stammt aus Ihrem Glauben an den
besten Weg Resultate zu erzielen (z.B.
der Gedanke, dass der „Zweck" die
„Mittel" heiligt) und aus Ihrer Erwartung,
dass große Anstrengungen erforderlich
sind, um eine Aufgabe zu erfüllen.
Dieses Gefühl wird in Ihrer Sinneswahrnehmung verankert. Die Umwandlung
der gewohnten Zielfixiertheit zu einer
bewussten Steuerung der Mittel, die Sie
verwenden (von Alexander als „die Mittel
wodurch" beschrieben) erfordert eine
klare Überlegung, wie Sie arbeiten
wollen, die Fähigkeit die alte Muskelreak-
tion Ihrer gewohnten Handlungsweise zu
vermeiden und bewusste Anweisung, um
ein freies Funktionieren der Primärkontrolle
während der Aktivität zu sichern.

IN DER AKTIVITÄT DENKEN

Entwickeln Sie vor dem Ausüben einer Tätigkeit eine systematische Vorgehensweise. Indem Sie nachdenken wie Sie etwas tun, können Sie sich Schwierigkeiten ersparen. Indem Sie „Nein" zur übertriebenen Vorbereitung sagen, können sich Bereiche der Verspannung wie Nacken, Schultern, Beine und Füße, entspannen. Dann können Sie Anweisungen geben wie: „Ich möchte, dass mein Kopf nach vorne und oben geht, damit sich meine Wirbelsäule dehnt, sich der Rücken streckt und mein Becken sinkt, damit sich meine Beine entspannen können."

1 *Halten Sie vor der Bewegung kurz inne und lösen Sie sich von der Tendenz sich übertrieben auf Bewegung vorzubereiten. Lassen Sie Ihren Nacken frei sein, Ihre Wirbelsäule sich strecken und Ihren Rücken sich dehnen.*

2 *Setzen Sie Ihren linken Fuß einen Schritt zurück und verlagern Sie Ihr Gewicht auf diesen Fuß. Ihre rechte Schulter wird sich automatisch nach hinten drehen, wobei Ihre linke Schulter nach vorne kommt. Atmen Sie durch den Mund aus und durch die Nase ein.*

3 *Atmen Sie aus, wenn Sie sich nach vorne bewegen. Lassen Sie Ihre rechte Schulter sich nach vorne drehen, wenn Sie mit dem linken Fuß vorwärts gehen.*

4 *Lassen Sie Ihren Nacken frei sein, damit sich Ihre Wirbelsäule strecken kann, wobei Sie die natürlichen Drehbewegungen Ihres Torsos auslösen, die Sie mit Rhythmus und Energie vorwärts bringen.*

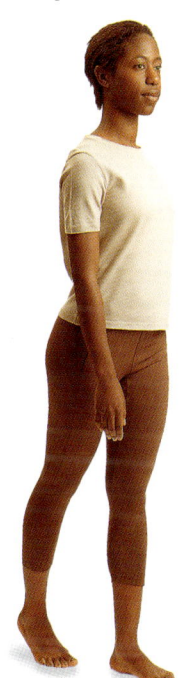

Alexanders Schriften

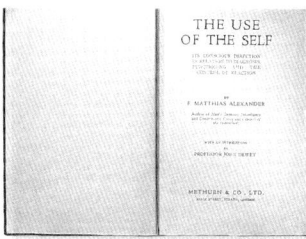

Veröffentlichte Werke
Der Gebrauch des Selbst, *die dritte*
Publikation von F.M. Alexander

In seinem ersten Buch, *Des Menschen höchstes Erbe* (1910), argumentiert Alexander, dass unsere Vorfahren einen guten instinktiven Gebrauch des Körpers zeigten, uns jedoch dieselben Instinkte nicht für die schnellen Veränderungen der Zivilisation ausstatten, was zu einer gewohnten Fehlverwendung unseres Körpers führte. Da er die Einheit von Geist und Körper anerkannte, meint er, dass Gewohnheit nicht auf physischen oder mentalen Fehlgebrauch beschränkt werden kann, sondern als eine Reaktion des gesamten Selbst betrachtet werden sollte. Er behauptet, dass, wenn wir

lernen uns selbst bewusst zu steuern, wir die wahre Körperhaltung erkennen, gewohnten Fehlgebrauch vermeiden und den Körper zu einer Sinneswahrnehmung der bewussten Steuerung von uns selbst führen.

In *Konstruktive bewusste Steuerung des Individuums* (1924) argumentiert er, dass ein effizienter Gebrauch des Körpers gefährdet ist, wenn unsere Sinneswahrnehmung unzuverlässig ist. Er führt den Begriff „Zielfixiertheit" ein, um die Vorgehensweise zu beschreiben, bei der wir direkt ohne zu Denken zum gewünschten Resultat übergehen, was zu einem unbefriedigenden Gebrauch unser selbst führt. Er besteht auf die Wichtigkeit, auf den Vorgang zur Erreichung des gewünschten Resultats zu achten, und nannte dies „die Mittel wodurch". Durch das Erkennen unserer fehlerhaften Sinneswahrnehmung beginnen wir die Zielfixiertheit zu beseitigen und unsere Anstrengungen bewusst zu steuern.

In seinem dritten Buch, *der Gebrauch des Selbst* (1931), beschreibt Alexander die Entstehung seiner Technik im Detail.

Er zeigt wie der Gebrauch die Funktion
beeinflusst, wobei er die Bedeutung der
Primärsteuerung unterstreicht. Er argumentiert, dass Fehlanweisung mit Sinneswahrnehmung und Fehlgebrauch zusammen-
hängt, aber dass wir durch das Erlernen
der Technik des bewussten Innehaltens
unser Leistungsvermögen verbessern
können. Er betont, dass diese Technik
keine bestimmten Symptome behandelt,
sondern einen besseren Gebrauch des
gesamten Selbst aufbaut.

Gebrauch wirkt auf Funktion

In *Die universelle Konstante im Leben*
(1941) demonstriert Alexander wie
Gebrauch oder Fehlgebrauch einen
„konstanten" Einfluss auf die allgemeine
Leistung ausübt. Übungen können die
Sinneswahrnehmung verschlimmern, da
es zuerst erforderlich ist, den Gebrauch
der Sinnesvorgänge selbst richtig zu
stellen. Alexander ermutigte seine Schüler
zu denken bevor sie handeln. Dadurch
erlebten sie eine verbesserte Haltung
begleitet von Bewegungsfreiheit, Gesundheit und Wohlbefinden.

ERSTE SCHRITTE

In diesem Abschnitt werden Sie einiges über sich selbst, den Aufbau Ihres Körpers und dessen Funktion lernen. Sie werden schätzen lernen, dass Sie eine mitgegebene Fähigkeit zur Balance, Leichtigkeit und Anmut in der Bewegung haben. Sie werden beginnen, Ihren natürlichen Atemrhythmus und Ihre Inspiration zu verstehen. Sie werden erkennen, dass es Gewohnheiten gibt, die Ihre fein eingestellten Mechanismen der Balance und Haltung außer Kraft setzen, und dadurch zu Beklemmungen, Überanstrengung, Müdigkeit, Atemlosigkeit und schlechter Koordination führen. - Sowie Sie diesen neuen Plan von sich selbst entwerfen und die grundlegenden Prinzipien des Innehaltens und der Anweisung anwenden, werden Sie beginnen zu verstehen, dass Ihr psychophysisches Gleichgewicht und Wohlbefinden eng mit der Wahl, die Sie treffen, verbunden ist.

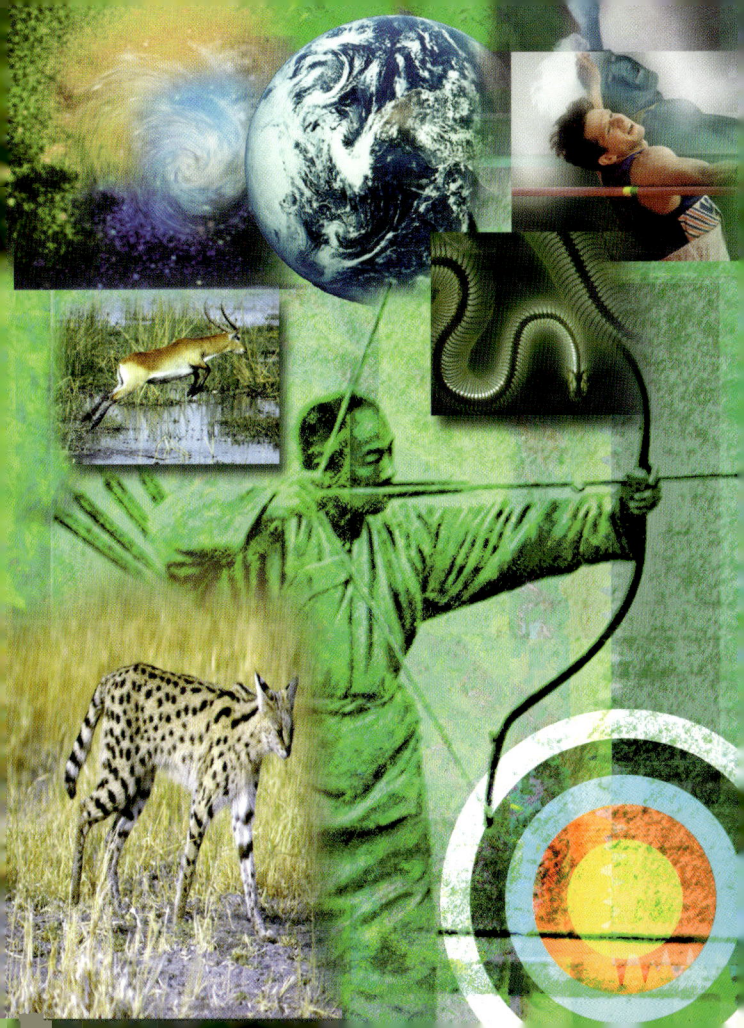

Lernen mit Schwerkraft zu Arbeiten

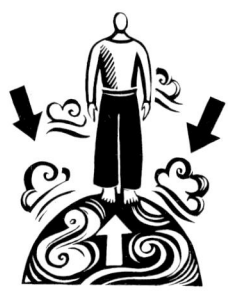

Der Schwerkraft entgegenwirken
Die Alexander-Technik zeigt Ihnen, wie Sie effektiv mit Schwerkraft umgehen.

Manchmal wird argumentiert, dass das menschliche Muskel- und Skelettsystem schlecht für aufrechtes Stehen ausgestattet ist, und dass viele der Haltungs- und Funktionsprobleme der Menschen infolge eines angeborenen Strukturproblems auftreten. Dann gibt es die Anschauung, dass die Schwerkraft ein Problem darstellt, wenn Sie Ihren Körper ineffizient gebrauchen – es ist die Art wie die Menschen Gebrauch von sich selbst machen, die ein Problem darstellt, und nicht Ihre Konstitution. Wenn Sie die Natur beobachten, scheint es, als ob alle Lebewesen der Schwerkraft auf eine natürliche und mühelose Weise entgegen wirken. Vielleicht erleben Sie die Schwerkraft als eine Kraft, die Sie nach unten zieht, oder glauben, dass sie Ihnen irgendwie hilft gerade zu stehen. Im Unterricht der Alexander-Technik lernen Sie den effizienten Umgang mit der Schwerkraft.

Aufrecht Stehen

Alexander argumentierte, dass das zurück und nach unten ziehen seines Kopfes seine Gestalt verkürzte und die freie Fuktion seiner Haltungsmechanismen beeinflusste. Das freie Funktionieren dieser Mechanismen richtet den Körper weg vom Boden aus. Wenn Sie in Ihrer vollen Größe stehen, ordnet sich der Körper rund um die Senkrechte an, wodurch sehr wenig Gewicht vor und hinter der zentralen Achse ist. In dieser Situation arbeitet die Schwerkraft zu Ihrem Vorteil und hilft Ihnen zu stehen; ein nach vorne Nicken mit dem Kopf aktiviert die Haltungsmuskeln im Rücken. In der Alexander-Technik lernt man zu verstehen, dass der Körper perfekt auf den Umgang mit Schwerkraft ausgerichtet ist.

Angst zu fallen

Ihr Kopf ist eine sehr empfindliche Struktur und Ihre Balance stellt sicher, das der Kopf nicht auf den Boden schlägt. Die Angst zu fallen ist Teil eines grundlegenden Überlebensmechanismus, welcher sichert, dass Sie nicht fallen.

Wenn die Balance Ihres Kopfes am Nacken nicht ausreicht, registrieren Ihre Sinne, dass Sie sich in Gefahr befinden und Ihre Muskeln ziehen sich zusammen, um Sie zu retten. Diese Handlung wird zu einem teuflischen Kreis indem je größer die Gefahr zu fallen ist, Sie desto mehr Anstrengung aufwenden, um sich davor zu schützen.

BALANCE DES KOPFES

Der Kopf wiegt zwischen 4,5 und 7 kg und ruht auf dem Atlanto-Occipitalgelenk. Dieses Gelenk umschließt die beiden oberen Wirbel des Nackens. Da es sich ein wenig hinter dem Schwerkraftzentrum des Schädels befindet, ist der Kopf dazu geneigt nach vorne zu nicken. Diese Bewegung aktiviert die hoch effizienten Haltungsmuskeln im Rücken und führt zu einer Streckung der Statur, die es Ihnen ermöglicht der Schwerkraft entgegenzuwirken. Es ist wie ein Gegengewicht, dass es Ihrer Wirbelsäule wörtlich erlaubt sich zu heben und zu strecken.

Balance
Das Schwerkraftzentrum im Schädel befindet sich ein wenig vor dem Atlanto-Occipitalgelenk, wodurch der Kopf natürlich nach vorne nickt, wenn die Muskeln im Nacken entspannt werden.

Die Dynamik der Wirbelsäule

Wenn es dem Kopf möglich ist frei nach vorne zu nicken, kann sich die Wirbelsäule nach oben und unten strecken.

Ein steifer Nacken verlagert mehr Gewicht auf die obere Wirbelsäule, wodurch der Körper Zusatzanstrengungen ausgesetzt ist.

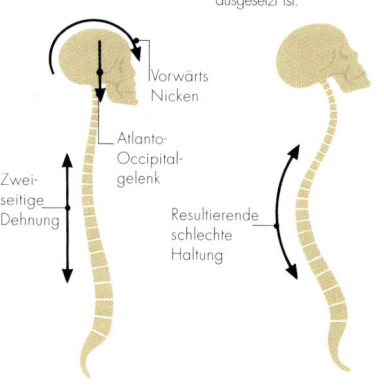

Vorwärts Nicken

Atlanto-Occipital-gelenk

Zwei-seitige Dehnung

Resultierende schlechte Haltung

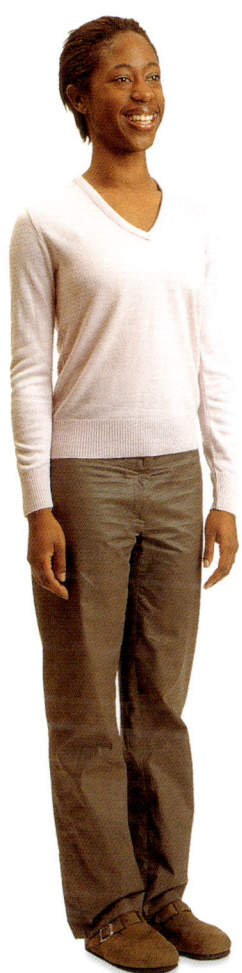

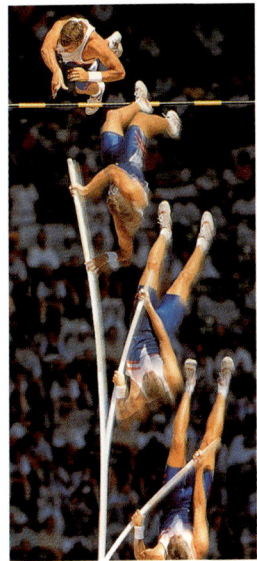

Kopfbalance in Aktion

*Ein freier Nacken ermöglicht der
Kopf-Nacken-Rücken-Beziehung
sich ständig zu verändern während
sich der Körper in der Bewegung
neu ausrichtet.*

Aufrecht Stehen

*Wenn die feine Balance des
Kopfes am Nacken gegeben
ist, kann sich die Statur dehnen
und strecken.*

Propriozeption: Entdecken Sie Ihren Sechsten Sinn

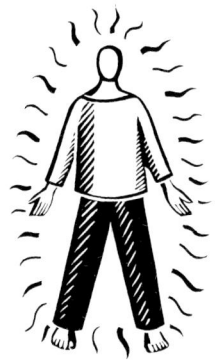

Die Augen des Körpers
Propriozeption ist Ihr Sinn für Balance, Position und Spannung in der Bewegung.

Die fünf Sinne sind: Hören, Sehen, Riechen, Schmecken und Tasten. Um die Mitte des letzten Jahrhunderts haben Neurophysiologen einen „sechsten Sinn" namens Propriozeption hinzugefügt, der sich auf unseren Sinn für Balance und Raumorientierung bezieht. Dieser Sinn ist auf Informationen der Rezeptoren in den Gelenken und Muskeln und auf die Gleichgewichtsorgane im Innenohr angewiesen. Propriozeption bedeutet wörtlich „im Inneren spüren." Sie wird manchmal als „Augen des Körpers" bezeichnet. Durch Ihren sechsten Sinn können Sie Ihre Position und Masse im Raum beurteilen und den Umfang an Muskelanstrengung, um die Position zu halten wahrnehmen.

Die meisten Bewegungen während des Tages sind automatisch und erfordern kein nachdenken. Mit dieser Fähigkeit können Sie sich voll darauf konzentrieren, was Sie in einer gegebenen Situation zu tun haben. Der Nachteil daran ist, dass Sie dadurch fähig sind, Rückmeldungen Ihres Körpers bei Überstrapazierung der Muskeln zu unterdrücken. Das Leben bringt eine ständige Stimulation der Sinne mit sich und sowie sich das Tempo des Lebens beschleunigt, beginnen Sie, die Meldungen Ihrer Sinne, die Ihnen mitteilen, dass Ihre Muskeln verspannt und erschöpft sind, zu ignorieren. Ihre Verspannungen begin-

nen sich normal und natürlich anzu-
fühlen, und werden tief in der Program-
mierung Ihres Körpers verwurzelt.

Sich auf den sechsten Sinn ein-
stellen

Der Unterricht der Alexander-Technik hilft
Ihnen, Ihren sechsten Sinn wieder zu
erwecken, wenn dieser getrübt wurde.
Indem Sie bewusstes Innehalten anwenden können Sie besser auf Ihre Umgebung und sich selbst achten. Dadurch
können Sie die Meldungen Ihres sechsten Sinns wieder erhalten.

Eine bessere Wahrnehmung Ihres
sechsten Sinns birgt große Vorteile in
sich. Sie sind besser abgestimmt und
ausgeglichen. Ein schädlicher Gebrauch
Ihres Körpers wird Ihnen schneller
bewusst. Dadurch erhalten Sie mehr
Kontrolle über Ihren Stresspegel. Sie
nehmen wahr, dass Ihre Haltung und
Ihre Stimmung zusammenhängen und
können dadurch Ihr Wohlbefinden
verbessern.

MUSKELFASERN

Es gibt drei verschiedene Arten von Muskelfasern in Ihrem Körper: weiße, rote und Haltungsfasern. Die weißen Fasern erzeugen maximale Stärke für kurze Zeitspannen (z.B. Kurzstreckenlauf). Die roten Fasern sind in der Lage, Anstrengungen über einen längeren Zeitraum standzuhalten und daher für Ausdauer. Die Haltungsfasern können bei geringem Kontraktionsniveau über längere Zeit aktiv sein, wodurch sie Ihre Wirbelsäule und ein leichtes Stehen unterstützen.

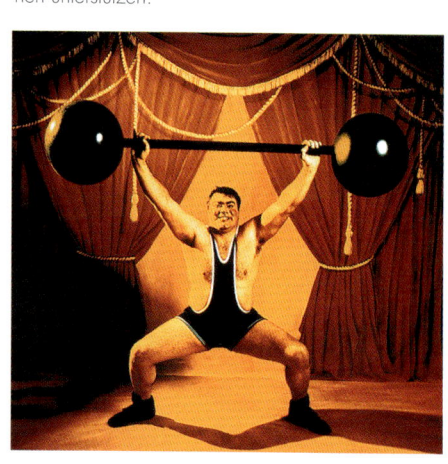

Ausdauermuskeln
Die roten Fasern dienen der Ausdauer und befähigen eine anhaltende Anstrengung über eine länger Zeitspanne.

Kraftmuskeln
Werden diese für eine gerade Haltung, durch ständiges nach unten ziehen des Körpers oder eine zusammengeklappte Haltung überstrapaziert, verkümmern die Haltungsfasern.

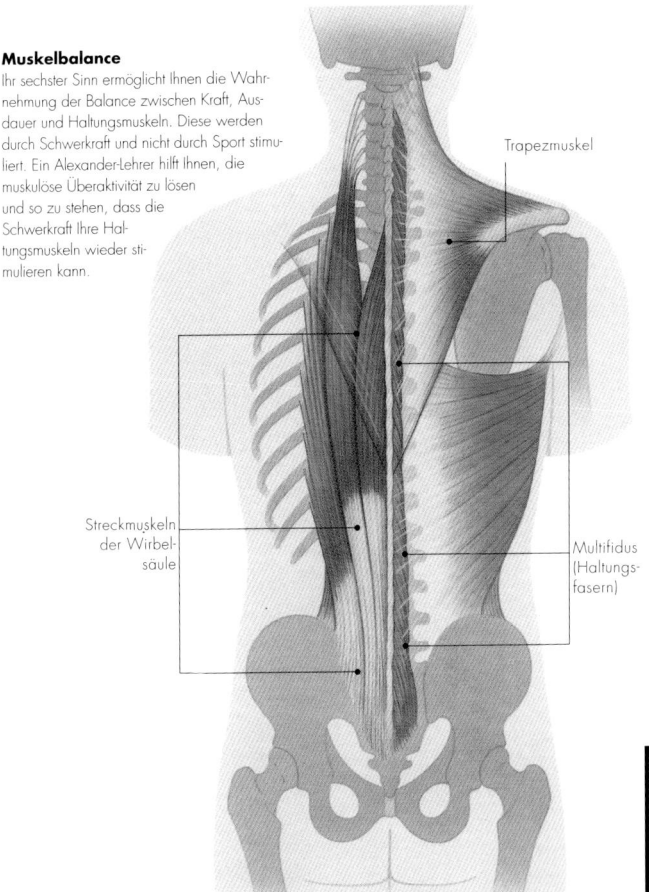

Muskelbalance

Ihr sechster Sinn ermöglicht Ihnen die Wahrnehmung der Balance zwischen Kraft, Ausdauer und Haltungsmuskeln. Diese werden
durch Schwerkraft und nicht durch Sport stimu-
liert. Ein Alexander-Lehrer hilft Ihnen, die
musklöse Überaktivität zu lösen
und so zu stehen, dass die
Schwerkraft Ihre Hal-
tungsmuskeln wieder sti-
mulieren kann.

Trapezmuskel

Streckmuskeln
der Wirbel-
säule

Multifidus
(Haltungs-
fasern)

Anpassung der Tiere an eine Veränderte Umgebung

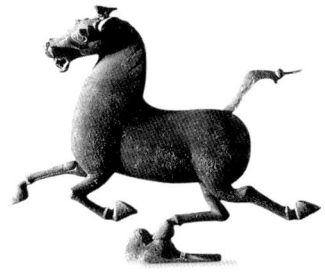

Natürliche Anmut
Tiere bewegen sich instinktiv schön, zeigen Balance, Freiheit und Kraft.

Tiere zeigen manchmal neurotische Reaktionen ähnlich den Menschen. 1925 wurden 100 Paviane, 6 davon weiblich, im Londoner Zoo auf einer Fläche von 540 m2 mit einem zentralen Hügelbereich und einem Graben untergebracht. Paviane leben normal in geordneten sozialen Gruppen, mit stabiler Rangfolge und unangefochtenen heterosexuellen Verbindungen. Im Londoner Zoo jedoch überwiegten abnorme Tendenzen. Brutale Macht-kämpfe fanden zwischen den Männchen statt und in zwei Jahren starben 44 Paviane.

Zu diesem Zeitpunkt stabilisierte sich die Situation und ein unruhiger Frieden trat ein. Um die Situation zu beleben, führte der Zoo 30 weitere Weibchen ein. Die verbleibenden Männchen kämpf-ten um die Weibchen und in einem Monat wurden 15 Weibchen in Stücke gerissen. Bis 1930 überlebten nur 36 Männchen und 5 Weibchen.

Die menschliche Situation

Die Umgebung in der wir leben verän-dert sich schnell und viele soziale, psychologische und funktionale Probleme könnten einer Anpassungsschwierigkeit zugeschrieben werden. Instinkte, die für eine Welt, in der wir nicht mehr leben, geschaffen wurden, werden noch immer ausgelöst, weil es sich um erprobte und getestete Bewältigungsmethoden handelt. Wenn ungeeignete Reaktionen ständig wieder auftreten, ist es ein Hinweis darauf, dass eine Veränderung von einer instinktiven zu einer bewussten Steuerungsart erforderlich ist. Die Tiere in dem Experiment waren dazu nicht in der Lage, aber Menschen können diese Fertigkeit entwickeln und einsetzen.

Bei menschlichem Verhalten ist es nicht nur eine Frage der Natur oder Rückkehr zu alten Lebensweisen. In ihrer ursprünglichen Umgebung war es für die Paviane natürlich harmonisch zusammenzuleben und die zeitweiligen Konflikte zu meistern. Ebenso natürlich war es für die Paviane unter den eingeengten Umständen des Zoos ums Überleben zu kämpfen. Und es ist notwendig für Menschen, die in einer sich stetig verändernden und immer überfüllteren Welt leben, ihre Intelligenz auf die Kontrolle ihrer Instinkte anzuwenden und in Harmonie zusammenzuleben.

Veränderungen meistern

Wenn ein Tier traurig ist, können neurotische Reaktionen auftreten. Der Mensch kann Konflikte auf einer bewussten Ebene lösen.

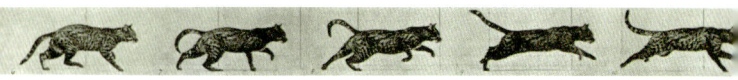

Der Kopf leitet den Körper
*Bei tierischer Bewegung befinden
sich Kopf und Körper auf einer
horizontalen Linie.*

BEWEGUNG

Die koordinierte Energie einer Katze, die mit voller Geschwindigkeit läuft oder die Eleganz eines Pferds beim Springen sind Beispiele der Schönheit der tierischen Bewegung. Menschliche Bewegung ist komplizierter. Weil sich die Wirbelsäule vertikal ausstreckt und wir uns horizontal bewegen, kann die Wirbelsäule verkürzt werden. Die Wirbelsäule von Tieren bleibt immer gestreckt, unabhängig von den Anstrengungen durch die Gliedmaßen. Wenn sie verängstigt sind, ziehen sie ihren Kopf zurück und verkürzen die Wirbelsäule als Vorbereitung auf Aktivität. Wenn der Reiz der Verängstigung aufhört, stellt das Tier das Gleichgewicht wieder her. Das wird durch die Entspannung des Nackens und Rückkehr zur normalen Atmung deutlich. Menschen erholen sich nicht so schnell und sind in der Lage einen Zustand der Angst oder Niederlage, ausgedrückt durch die eingenommene Haltung, lange nachdem ein Reiz verschwunden ist, beizubehalten.

Handlungsfreiheit
*Des Menschen höchstes Erbe
ist seine bewusste Intelligenz,
die es ihm ermöglicht, sich an
eine sich verändernde Welt
anzupassen.*

Auf der Flucht

*Wenn der Kopf lenkt,
kann das Tier leicht
abheben, wie dieses
Standbild einer sprin-
genden Maus zeigt.*

Vorwärtsbewegung

*Alle Wirbeltiere bewegen
sich, indem der Kopf den
Körper leitet. Bei Menschen
führt der Kopf die Wirbelsäule vertikal, um den Körper vorwärts zu bewegen.*

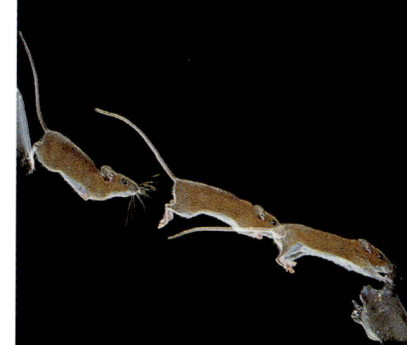

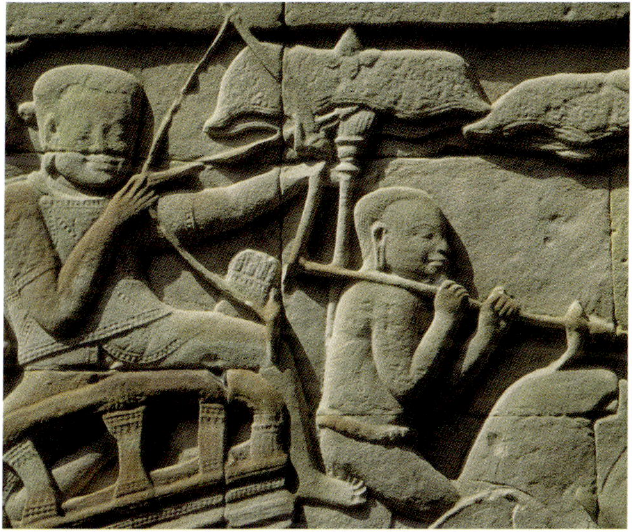

Spiralen und Freiheit

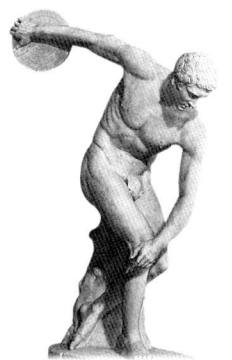

Diskuswerfer

Die klassische Statue eines Diskuswerfers stellt ein ausgezeichnetes Beispiel für die latente, gespeicherte Spiralenergie dar.

Im Universum enthält alles auf die eine oder andere Art Spiraldynamik. Im Mutterleib rollen wir uns in die wässrige Blase, die uns umgibt, ein. Zum Zeitpunkt der Geburt drehen wir uns aus dem Geburtskanal. Wir beginnen vorwärts zu krabbeln und entwickeln den Kreuzmuster-Reflex, die angeborene Beziehung unserer linken und rechten Seite aufgrund unserer Muskelausrichtung diagonal zu arbeiten. Dann lernen wir zu gehen, öffnen uns in die aufrechte Spirale unser selbst und über uns selbst hinaus. Jedes Mal, wenn Sie vorankommen wollen, haben Sie die Möglichkeit Ihre Bewegungsmechanismen aufzuziehen, damit Sie sich ohne übertriebene Anstrengung in Bewegung setzen können.

Die Sternmethode

Erleben Sie die Spiralen im Zusammenspiel mit dem Stern (vom linken Fuß zur rechten Hand und vom rechten Fuß zur linken Hand). Diese Verbindungen sind nicht zweidimensional, sondern existieren in den unteren Schichten Ihrer Muskeln und geben Ihnen die Möglichkeit zur dreidimensionalen Bewegung. Indem Sie beginnen die tiefgelegene Doppelspirale von sich selbst und die Art auf die Sie sich zu Ihrer wahren Größe entfalten wahrzunehmen, können Sie deutlich sehen, wie Sie in dieses natürliche Muster der latenten, gespeicherten Energie passen, wodurch Sie jederzeit zur wachsamen Ruhe oder kontrollierten Bewegung bereit sind.

Doppelspiral-Anordnung der Muskeln

Die willkürliche Muskulatur in unserem Körper windet sich spiralförmig in zwei Bahnen um uns, die sich in entgegengesetzter Richtung bewegen. Diese Doppelspiral-Anordnung ermöglicht ein Strecken der Statur verbunden mit der unabhängigen Drehung des Kopfes und Torsos. Eine bleibende Verdrehung der Haltung resultiert aus einer nach unten gerichteten Drehung durch das Spiralnetzwerk in unserem Körper.

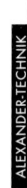

DAS MENSCHLICHE SKELETT

Jeder Knochen im Körper, mit Ausnahme des Zungenbeins am Mundboden unterhalb der Zunge, ist durch ein Gelenk mit zumindest einem anderen Knochen verbunden. Gelenke halten die Knochen zusammen und ermöglichen Bewegung. Der Schädel am oberen Ende der Wirbelsäule ist auf Stabilität, Mobilität und den Schutz des Rückenmarks ausgerichtet. Diese besteht aus 32 Wirbelknochen durch welche das Rückenmark verläuft. Der Brustkorb (oder Thorax) besteht aus 12 Rippenpaaren die einen Käfig aus Knochen bilden. Stufenweise werden die Rippen 1-7 größer und die Rippen 8-12 kleiner. Die Lunge liegt eingekapselt in der luftdichten Brusthöhle. Die Brusthöhle ist so aufgebaut, dass sie sich während der Atmung in drei Richtungen bewegen kann.

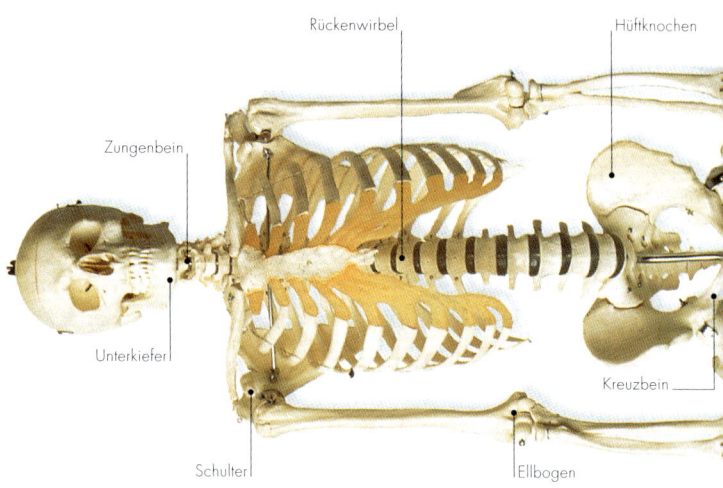

Rückenwirbel

Hüftknochen

Zungenbein

Unterkiefer

Kreuzbein

Schulter

Ellbogen

Knochen

RÜCKENWIRBEL Jeder Rückenwirbel ist durch eine stossdämpfende Bandscheibe aus Faserknorpeln vom nächsten getrennt.

ATLAS /AXIS Das Drehgelenk ermöglicht es dem Schädel zu nicken und ist entscheidend für die Freiheit unserer Aufrechthaltung und unseres gesamten Bewegungsmusters.

UNTERKIEFER Er ist für die Bewegung des Öffnen, Schließen, Schieben, Kauen und Zusammendrücken vom Eigelenk abhängig.

ELLBOGEN Er ist ein zusammengesetztes Gelenk: ein Scharniergelenk zum Biegen und ein Kugelgelenk zur Auf- und Abwärtsbewegung der Handfläche.

SCHULTER Durch dieses Gelenk kann sich der Arm in mehrere Richtungen bewegen.

HÜFTKNOCHEN Zwei Hüftknochen und ein Kreuzbein bilden den Beckenring. Der lange Knochen des Beins (Oberschenkelknochen) bildet ein starkes Kugelgelenk mit dem Hüftknochen. Das Knie ist das Zwischengelenk der unteren Gliedmaßen, perfekt ausgerichtet auf Stabilität und Beweglichkeit. Ein langer, dünner Knochen (Wadenbein) verläuft längsseits zum kleineren Schienbein und zusammen bilden Sie das obere Ende des Knöchelgelenks.

HAND Durch viele Knochen verbunden durch bewegliche Gelenke, ist die Hand zu höchst komplizierten Bewegungen fähig.

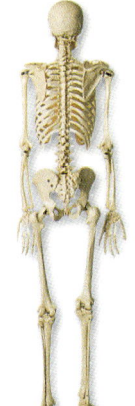

Geniales Design
Das Skelett ist auf Stabilität, Beweglichkeit und Schutz ausgerichtet.

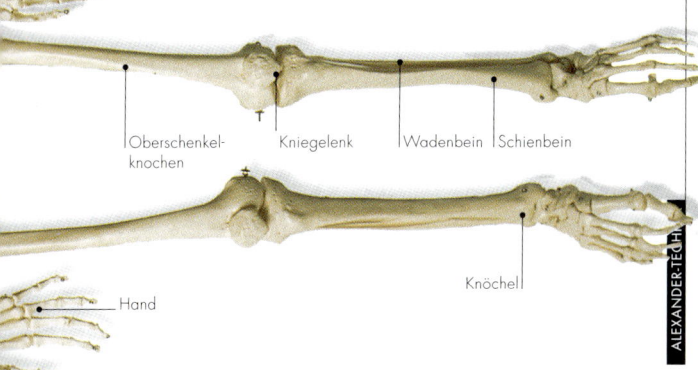

Oberschenkelknochen   Kniegelenk   Wadenbein   Schienbein

Hand

Knöchel

Die Kunst des Atmens

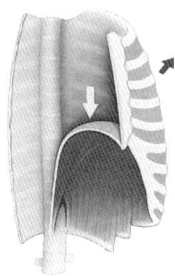

Einatmen

*Das Zwerchfell senkt und verflacht sich,
wobei die Rippen angehoben, die Lungen
vergrößert werden und Atemluft einströmt.*

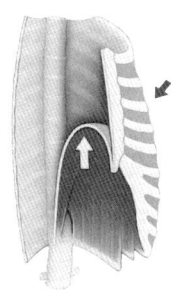

Ausatmen

*Das Zwerchfell entspannt sich wieder
in die Kuppelform zurück, bereit für
das nächste Mal, wenn Sie einatmen.*

Das Atemzentrum im Gehirn überwacht den Sauerstoff- und Kohlendioxidgehalt in der Lunge. Ist mehr Atemluft erforderlich, wird der Impuls an das Zwerchfell geleitet sich zu kontrahieren, wodurch es sich senkt und abflacht. Dabei drückt es auf den Bauch, der durch den Druck absinkt und letztendlich der Abwärtsbewegung standhält. An diesem Punkt agiert der Bauch als Fixpunkt von dem aus das Zwerchfell, mit Unterstützung der externen interkostalen Muskeln, die unteren Rippen anhebt. Die

Lungen, verbunden mit dem Brustkorb, werden durch diese Bewegung gedehnt während die Brust vergrößert wird.

Der atmende Mensch

Nach dem Ausatmen und der folgenden Erweiterung der Lungen durch die Bewegung des Zwerchfells, übersteigt der atmosphärische Druck nun den Druck innerhalb der Lungen. Dieses Ungleichgewicht wird schnell durch automatisches, reflexartiges Ansaugen von Luft ausgeglichen. Alexander stellte fest, dass das Zurückziehen seines Kopfes und Verspannen des ganzen Körpers diese Reflexbewegung störten. Er erkannte, dass das Wiederherstellen der freien Funktion der Primärsteuerung müheloses Atmen ermöglicht. Er wurde von seinen Schülern „der atmende Mann" genannt, weil diese natürliches Atmen als Resultat seines Trainings erlebten.

Beim Einatmen verursacht die Wirkung des Zwerchfells auf die inneren Organe und die Bauchmuskeln einen Druckanstieg innerhalb des Bauchs. Während des Ausatmens kann die Atemluft durch diesen natürlichen Druckaufbau im Zusammenspiel mit anderen elastischen Kräften den Körper auf natürliche Weise verlassen, unabhängig von jeglicher Muskelspannung. Obwohl es möglich ist die Atmung bewusst zu steuern, ist es hilfreich, die Leichtigkeit und Kraft dieses ungesteuerten Atmenzyklus zu erleben. Es kommt oft vor, dass eine Verbesserung des Gemütszustands und ein Gefühl von Wohlbefinden aus der Rückkehr zum natürlichen Atmen resultieren.

ZWEISEITIGE DEHNUNG

Wenn sich der Kopf nach vorne dreht, kann sich die Wirbelsäule durch die Gewichtsverlagerung dehnen. Die Schwerkraft
zieht Füße, Beine und Becken in die andere Richtung. Dieses nach
oben und unten Dehnen in entgegengesetzte Richtungen erzeugt entgegenwirkende Zugkräfte im Körper. Vorausgesetzt der Wunsch sich zu dehnen
und nicht zusammenzustürzen bleibt bestehen, setzt sich die Wirkung der zwei-
seitigen Dehnung fort. Wenn die Schwerkraft effektiv genutzt wird, ermöglicht
das Muskelsystem die effizienteste Funktionsweise des Körpers und folgt den natürlichen Gesetzen der dynamischen Ausrichtung.

Schwebende Stützung

Es ist wichtig sich in alle Richtungen zu dehnen,
um die maximale Abstützung zu erzielen.

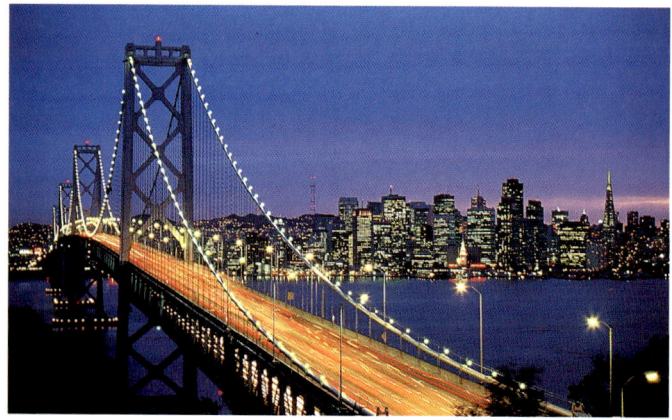

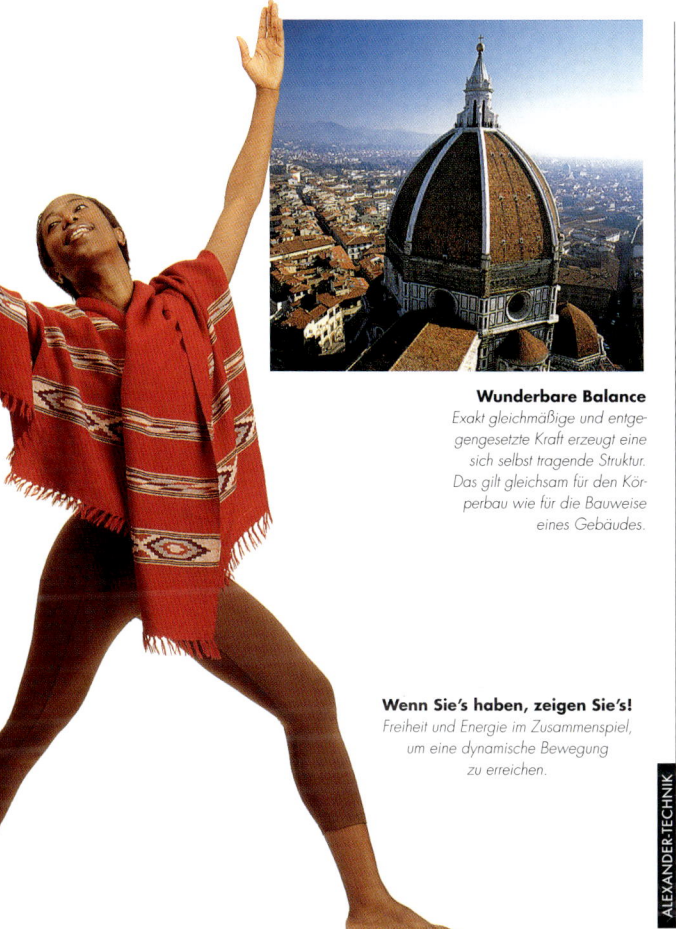

Wunderbare Balance

Exakt gleichmäßige und entge-
gengesetzte Kraft erzeugt eine
sich selbst tragende Struktur.
Das gilt gleichsam für den Kör-
perbau wie für die Bauweise
eines Gebäudes.

Wenn Sie's haben, zeigen Sie's!

Freiheit und Energie im Zusammenspiel,
um eine dynamische Bewegung
zu erreichen.

Erweitern des Wahrneh- mungsbereichs

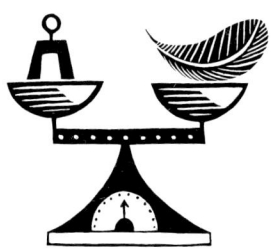

Balance
*Oft beeinträchtigen Sie die Balance
des Kopfes am Nacken, besonders
während Kampf- oder Fluchtreaktionen.*

Die Alexander-Technik lehrt Sie, sich der möglichen Entscheidungen bewusst zu werden, wodurch Sie eine Handlungsoption der anderen vorziehen können. Während Sie im Unterricht vorankommen und die Vorgehensweisen in diesem Buch reflektiert an sich ausprobieren, werden Sie sich über Ihr Verhalten bei verschiedensten Aktivitäten bewusster. Diese Kenntnis kann zu einer Lebensweise werden und zu einer besseren Selbsterkennung führen. Die Alexander-Technik bietet den Rahmen um sich selbst besser zu verstehen.

Nach außen und innen blicken

Das Training der Alexander-Technik hilft Ihren Wahrnehmungsbereich zu erweitern. Aus diesem Grund sollten Sie Ihre Augen offen halten, wenn Sie sich hinlegen. Häufig bewirkt Ihre Aufmerksamkeit für die Außenwelt eine verminderte Selbstwahrnehmung. Ebenso können Sie durch schließen Ihrer Augen die Welt zur entspannung ausschließen und den Kontakt zu Ihnen selbst wiederherstellen. Oft besteht eine Verbindung zwischen dem was in Ihnen geschieht und den Ereignissen der Außenwelt, wie zum Beispiel ein zufälliges Ereignis, eine veränderte Beziehung oder wie Menschen auf Sie reagieren.

Die Macht der Prävention

Vermutlich konzentrieren Sie sich auf das, was Sie wollen und was Sie tun müssen, um diese Ziele zu erreichen. Die Alexander-Technik unterstützt Sie dabei herauszufinden, was Sie vermeiden müssen, um das zu ermöglichen.

Anstatt Ihre Aufmerksamkeit auf das richtige Stehen zu lenken, sollten Sie sich bewusst machen, in wie weit Sie die natürliche Funktion Ihrer Balance und Haltung stören, und verstehen, dass sich eine gute Einstellung viel leichter ergibt, wenn Sie das Auftreten von nutzlosen Anspannungen verhindern.

Erst dann können Sie Ihre Reaktionen und persönlichen Ziele erwägen. Stellen Sie sich vor wie es wäre, wenn Sie Langeweile, Ärger und Frustration vermeiden könnten. Würden nicht Glück, Anmut und die Freude am Leben wie von selbst folgen, wenn Ihre vorbeugende Wahrnehmung stark genug wäre, um unnotwendige emotionale Beeinträchtigung zu vermeiden? Es ist eine faszinierende Perspektive und etwas Erstrebenswertes.

WACHSAME RUHE

Die Hemmungssignale stellen sicher, dass Sie bis zum richtigen Moment warten und, wenn Bewegung dann stattfindet, dass die richtige Menge an Energie verwendet und effizient gelenkt wird. In diesem Zustand der wachsamen Ruhe erlangen Sie eine ganzheitlichen Wahrnehmung, durch die Sie sowohl die Umgebung als auch das Selbst gleichzeitig wahrnehmen. Sie könnten das Gefühl bekommen, dass diese Ruhe eine Anstrengung, eine übermäßige Vorbereitung oder einen Zusammenbruch, bei dem Sie in eine Art Trance verfallen, mit sich bringt. Die Alexander-Lehrer helfen Ihnen diese wachsame Stille wiederzuentdecken, und lehren Sie innezuhalten und ruhig zu bleiben, aber dennoch wachsam. Sie werden eine Art von Ruhe kennen lernen, die eine Handlungsbereitschaft in sich trägt.

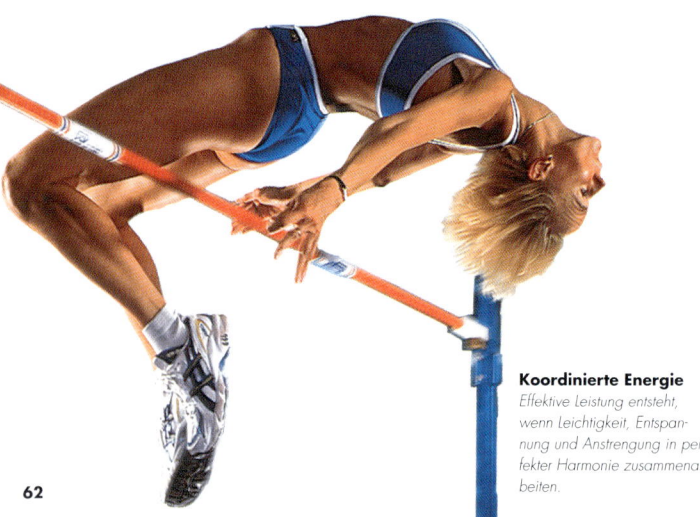

Koordinierte Energie

Effektive Leistung entsteht, wenn Leichtigkeit, Entspannung und Anstrengung in perfekter Harmonie zusammenarbeiten.

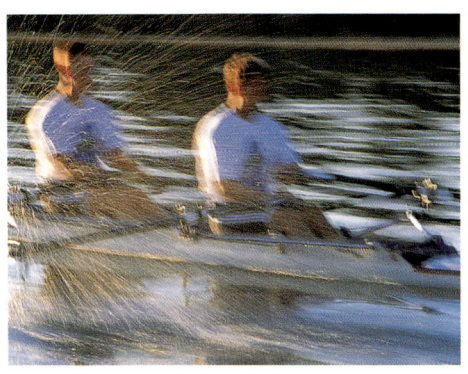

Ausgeglichener Organismus

Bereit zu handeln: vor jedem Ruderschlag, sind die Ruderer gewaltige Speicher von Energie, die nur darauf wartet in gezielte Bewegung umgesetzt zu werden.

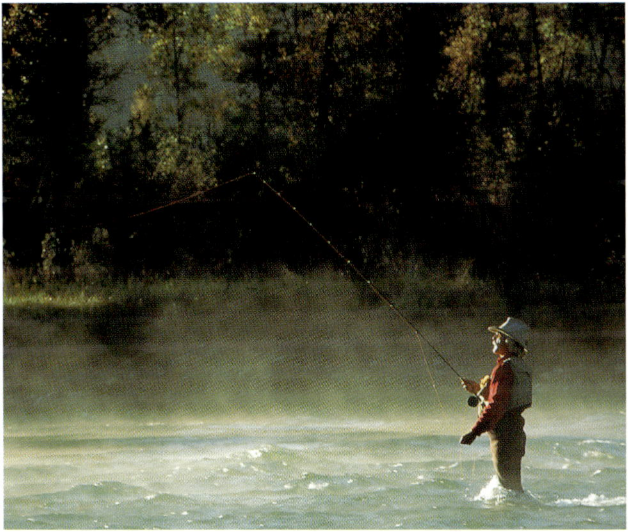

Bereitschaft ist Alles

Sie sind konstruiert für eine Ruhe die Handlungsbereitschaft in sich trägt.

FRAGE & ANTWORT
Eine Reihe an Fragen über die Alexander-Technik werden häufig gestellt, von welchen die meisten eine einfache Erklärung der eigenen Begriffe von Alexander erfordern. Die Gängigsten werden hier beantwortet als Zusammenfassung der vorherigen Kapitel.

F Was bedeutet Primärsteuerung?

A *Sie bezieht sich auf die Kopf-Nacken-Rücken Beziehung. Im Detail handelt es sich um einen neuromuskulären Mechanismus, der den Nacken auf eine Weise befreit, die den Kopf sich nach vorne und unten bewegen lässt, damit sich die Wirbelsäule dehnen und sich der Rücken strecken kann, um eine effiziente Atmung zu ermöglichen. Alexander erkannte, dass diese grundlegende Beziehung die Freiheit, Effizienz und Koordination seiner Bewegungen steuert. Die Erkenntnis, dass die richtige Funktionsweise der Primärsteuerung durch die Anwendung von Innehalten und Anweisung bewusst gesteuert werden kann, ist einer der ernormen Nutzen aus der Teilnahme am Unterricht der Alexander-Technik.*

F Was ist bewusstes Innehalten?

A *Innehalten ist die Entscheidung auf einen Reiz nicht zu reagieren. Alexander wusste aus eigener Erfahrung, dass wenn er sein anfängliches Bedürfnis zu sprechen blockieren und Anweisungen für die freie Funktion der Primärsteuerung geben konnte, er dadurch sein Muster des gewohnten Fehlgebrauchs durchbrechen konnte.*

F Was sind Anweisungen?

A *Es handelt sich um bewusst an das Selbst gerichtete Anordnungen, um den richtigen Gebrauch des Körpers zu fördern. Die Anweisungen dienen dazu, den Nacken frei sein zu lassen, damit der Kopf nach vorne und oben, die Wirbelsäule sich dehnen und der Rücken sich strecken kann. Zusammen mit dem Innehalten unterstützten diese Befehle die optimale Funktion der Primärsteuerung.*

F Was sind „die Mittel wodurch"?

A *„Die Mittel wodurch" ist ein Begriff der von Alexander verwendet wird für die Kunst, die Aufmerksamkeit auf den Vorgang zum Erreichen eines Ziels zu richten. Die erforderlichen Schritte für die Erreichung*

F Was bedeuten Propriozeption und Sinneswahrnehmung?

A *Propriozeption ist der unbewusste Vorgang der Bestimmung der örtlichen Position und die für deren Beihaltung erforderliche Anstrengung. Sinnes-*

F Was ist eine Gewohnheit?

A *Eine ständige, oft verankerte, Art etwas ohne bewusstes Denken zu tun.*

eines Ziels sind wichtig. Um den gewohnten Fehlgebrauch zu durchbrechen und die Funktion der Primärsteuerung zu verbessern, ist eine erhöhte Sensibilität notwendig – eine bewusste Wahrnehmung wie viel Energie verwendet wird um Resultate zu erzielen.

wahrnehmung ist die Fähigkeit Informationen zu beurteilen. Fehlerhafte Sinneswahrnehmung bezieht sich auf Alexanders Beobachtung, dass er die ungeeignete Muskelanspannung, die zu seinem Stimmverlust führte, nicht spürte.

F Was bedeutet Zielfixiertheit?

A *Zielfixiertheit ist die Tendenz sich auf ein Endresultat zu konzentrieren und dabei den verwendeten Vorgang zur Erreichung dieses Ziels nicht zu beachten. Der Fehlgebrauch der Primärsteuerung bezieht sich auf die Gewohnheit, sich zu schnell und gedankenlos zu bewegen, um ein gewünschtes Resultat zu erzielen.*

LEHRER
IN AKTION

Im Alexander-Unterricht erleben Sie Leichtigkeit, Behaglichkeit und Freiheit in der Bewegung, sowie ein allgemeines Wohlbefinden. Haben Sie einmal mit dem Unterricht begonnen, gibt es vieles, dass Sie außerhalb der Unterrichtszeit tun können, um sich selbst zu helfen. Ihr Lehrer unterstützt Sie dabei zu beobachten, wie Sie Ihren Verstand einsetzen, um an eine Aktivität heranzugehen. Vielleicht strengen Sie sich zu sehr an, um Resultate zu erzielen und genau das könnte die Wurzel Ihrer Haltungs- und Bewegungsprobleme sein. – Die folgenden Vorgänge unterstützen Sie darin, Ihre Erfahrungswerte über das Zusammenspiel von Geist und Körper zu vertiefen und durch reflektierte Betrachtung Ihre Gewohnheiten zu durchbrechen und sich selbst zu helfen.

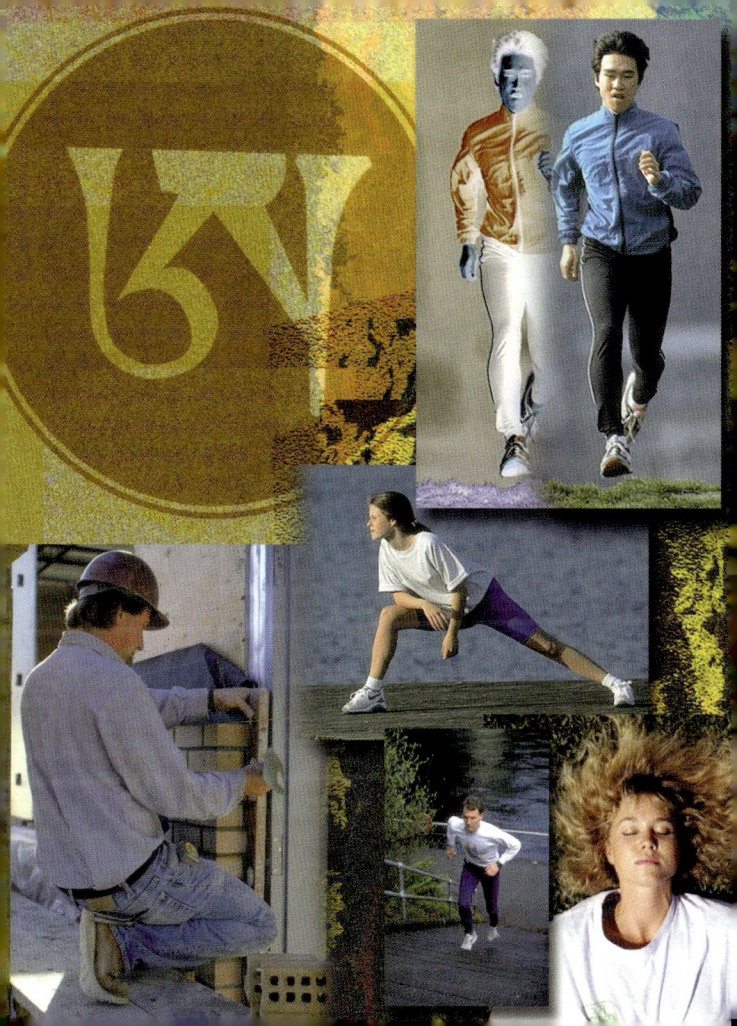

Lernen der Alexander-Technik

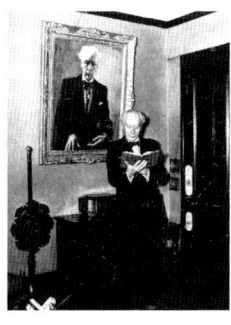

Leben heißt Lernen

Alexander bezeichnete sich selbst immer als Lerner und nicht Lehrer. Das ganze Leben ist ein Lernprozess.

Um die Alexander-Technik zu lernen, ist der Unterricht mit einem qualifizierten Lehrer essentiell. Die Ausbildung für Alexander-Lehrer dauert drei Jahre, in welchem sie die bewusste Wahrnehmung der Balance, Haltung und die Natur der menschlichen Reaktion lernen. Sie lernen einen verfeinerten Umgang mit ihren Händen, um einen Berührungssinn zu entwickeln, der die subtile Botschaft von Leichtigkeit und Behaglichkeit, erforderlich um ihre Schüler zur Balance zu leiten, übermittelt. Als Lehrer treten Sie der professionellen Gesellschaft der Lehrer/innen der F. M. Alexander-Technik (G.L.A.T. bzw. STAT) bei, welche die Normen und ethischen Verhaltenskodexe überwacht.

Wie viele Einheiten brauche ich?

Obwohl umfassende Veränderungen in der Wahrnehmung bereits nach einer Einheit eintreten können, müssen die subtilen Änderungen über einen längeren Zeitraum verstärkt werden. Ein Minimum von 20 Einheiten wird empfohlen. Es ist eine Sache neue Erfahrungen der Ausgeglichenheit Ihres Körpers zu sammeln, aber wenn Sie nach der Unterrichtseinheit wieder zu Ihren alten, gewohnten Mustern zurückkehren, ist es nicht besonders überraschend. Der Teil des Gehirns der die Haltung steuert ist unbewusst und es benötigt Zeit neue Reaktionsmuster aufzubauen.

Was passiert während einer Stunde?

In einer Alexander-Stunde werden geleitete Bewegungen vom Sitzen bis zum Stehen geübt. Still zu sitzen, frei und in Balance erfordert ein hohes Maß an Muskelbewusstsein und -kontrolle. Wenn Sie in einem Stuhl sitzen, werden viele Ihrer Gewohnheiten ersichtlich. Die Bewegung vom Sitzen zum Stehen ist ein Reiz, der die allgemeine Tendenz des Überreagierens und der Überanstrengung auslöst. Die Übungen mit dem Stuhl formen die Basis für eine Arbeitsmethode, die Sie dann auf alle anderen Bewegungen während Ihres Tages anwenden können.

Die Methode der Halb-Rückenlage wird auch geübt. Bei dieser Technik legt man sich mit dem Kopf gestützt und den Beinen nach oben auf einen Tisch. Indem Sie Ihre Beziehung zur Schwerkraft ändern und Ihr gesamtes Gewicht durch den Tisch gestützt wird, können Muskelverspannungen allmählich gelöst werden.

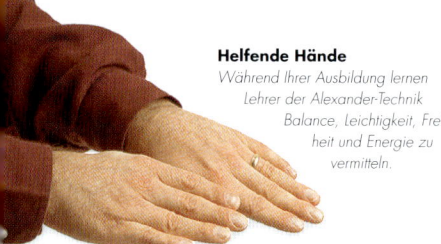

Helfende Hände

*Während Ihrer Ausbildung lernen
Lehrer der Alexander-Technik
Balance, Leichtigkeit, Freiheit und Energie zu
vermitteln.*

TREFFEN MIT DEM LEHRER

Alexander fand heraus, dass, obwohl er seinen Schülern verbale Anweisungen geben konnte, diese missverstanden werden konnten. Also begann er, seine Schüler sanft mit den Händen zu führen. Alexander-Lehrer gehen auch heute noch so vor. Sie geben den Menschen ein neues Erleben von Leichtigkeit und Behaglichkeit in der alltäglichen Bewegung. Durch das Beobachten eines Schülers bei einer banalen Aktivität wie Sitzen bekommt der Lehrer eine gute Vorstellung davon, was zu behandeln ist.

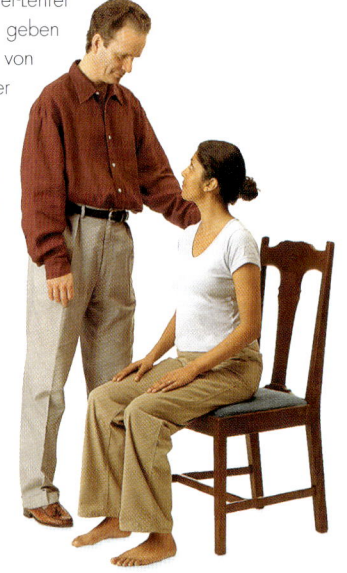

Abwägen der Wahlmöglichkeiten

*Durch beobachten eines
Schülers beim Ablauf vom Stehen zum Sitzen, ist ein Alexander-Lehrer fähig, schnell zu
erkennen, welche Bereiche
behandelt werden müssen.*

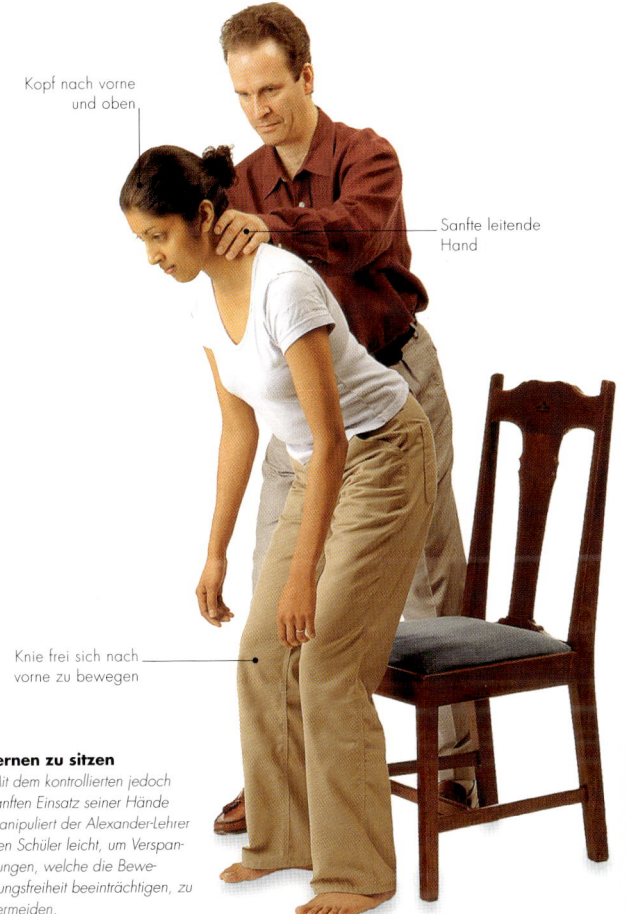

Kopf nach vorne
und oben

Sanfte leitende
Hand

Knie frei sich nach
vorne zu bewegen

Lernen zu sitzen
*Mit dem kontrollierten jedoch
sanften Einsatz seiner Hände
manipuliert der Alexander-Lehrer
den Schüler leicht, um Verspannungen, welche die Bewe-
gungsfreiheit beeinträchtigen, zu
vermeiden.*

Lernen, Wie Man
mit der Technik Lernt

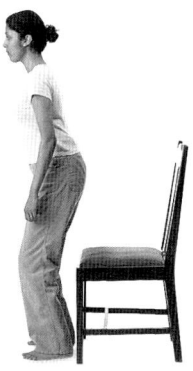

Wie man sitzt

Sitzen, hinsetzen und aufstehen, können ungeeignete Muskelanspannung verursachen.

Die Alexander-Technik hilft Ihnen einzuschätzen inwieweit Ihre Impulse für oder gegen Sie arbeiten. Vielleicht wissen Sie, was Sie tun wollen, aber wenn Sie zu schnell zu den Resultaten übergehen, werden Ihre mangelnde Wahrnehmung wie Sie etwas umsetzen und Ihre Ungeduld die Ergebnisse stören und Sie erschöpfen.

Dadurch werden Sie frustriert und das gegenteilige Muster der Überanstrengung wird hervorgerufen, wodurch Sie Energie verlieren. Diese inneren Konflikte sind universell – alle Menschen erleben Muster, die sowohl sie selbst als auch ihr Potenzial blockieren.

Vererbte Tendenzen

Die Kampf- oder Fluchtreaktion ist noch immer ein bestimmender Faktor dafür, wie Menschen an Aktivität herangehen. Der Wunsch alles richtig zu machen könnte auf diesen frühen Instinkten beruhen. Instinktive Reaktionen erzeugen Muskelenergie, welche entscheidend ist, um uns außer Gefahr zu bringen. Unangemessene Muskelanstrengung könnte auf unsere Unfähigkeit, mit diesen mächtigen Energiepotenziale in heutigen Situationen umzugehen, zurückzuführen sein.

Die Kampf- und Fluchtreaktion entwickelt sich in alltäglichen Situationen, die nicht lebensbedrohlich sind. Sie äußert sich physisch als ein Angstreflex. Es ist eine Panikreaktion, der wir jeden Tag begegnen, wenn Menschen versuchen mit Situationen wie dem Überqueren der Straße umzugehen. Alexander beobachtete dieses Muster an sich selbst. Er erkannte eine Verspannungsbewegung, welche die für das Sprechen erforderliche Freiheit störte.

Ein neuer Blickwinkel auf Bewegung

Die Verwendung der Sinneswahrnehmung, des Innehaltens, der Anweisung, Gebrauch der Primärsteuerung und Berücksichtigung der Mittel die Sie verwenden helfen Ihnen eine Wahrnehmung zu gewinnen, die Sie erkennen lässt wann Ihre Instinkte für und wann gegen Sie arbeiten. Dadurch können Sie so an gewohnte Aktivitäten herangehen, dass klare Intentionen, starke Bestimmtheit, Impulse und Energie für ein beabsichtigtes Ergebnis zusammenarbeiten.

HÄNDE

Alexander-Lehrer werden ausgebildet, ihre Hände auf eine zielgerichtete Weise einzusetzen. Dadurch entsteht ein Gefühl der Entlastung, das Sie nicht nur in der Reaktion Ihrer Muskeln spüren, sondern in Ihrem ganzen Selbst. Sie spüren, dass Sie sich nicht mehr anstrengen müssen und sich von den Händen des Lehrers leiten lassen können. Es stellt sich ein Gefühl von Sicherheit und die Erkenntnis ein, dass diese Hände keine Veränderung erzwingen, sondern Sie sanft dazu ermutigen. Sie werden auch fühlen, wie der Lehrer Ihre Tendenz der Überanstrengung durch die Anspannung Ihres Körpers beobachtet.

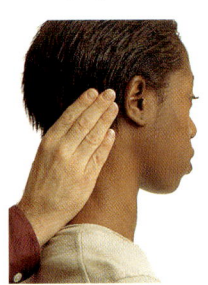

Entlastende Hände

Der Lehrer erinnert Sie mit Hilfe seiner sanft leitenden Hände Ihren Nacken nicht zu versteifen.

Sanfte Stärke

Alexander begann mit verbalen Anweisungen zu unterrichten, erkannte aber, dass seine Botschaft viel klarer erfasst wurde, wenn er mit seinen Händen Anleitungen gab.

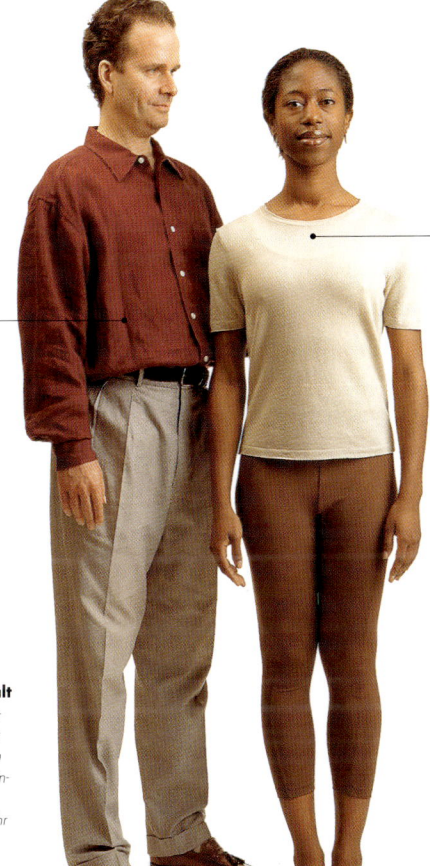

Die wachsame Stille des Lehrers wird durch seine Hände vermittelt.

Stehen Sie in Ihrer vollen Größe.

Ganze Gestalt
Der Lehrer ermutigt Sie, sich zur vollen Größe zu strecken und erinnert Sie daran, sich nicht zu sehr auf irgendeine Handlung, die Sie planen, vorzubereiten.

Stuhlübung: Lernen, Bequem zu Sitzen

8 kg auf Ihre Gelenke und inneren Organe legen. Sie haben sich hingesetzt, um sich zu entspannen, üben aber noch mehr Belastung auf sich selbst aus. Diese Erfahrung haben Sie vielleicht intensiver während einer langen Reise mitbekommen, wenn Sie das Bedürfnis haben, regelmäßig aufzustehen, um Ihre Beine zu strecken. Versteifung des Rückens, Magenverstimmung und geschwollene Knöchel sind das Resultat von eingeengtem Sitzen.

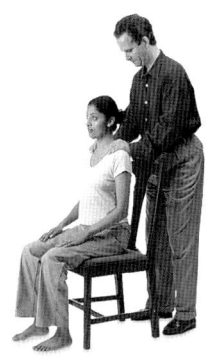

Geführtes Sitzen
Der Lehrer hilft Ihnen in Ihrer vollen Größe bequem zu sitzen, ohne Ihren Körper anzuspannen.

Erste Betrachtungen

Der Stuhl enthüllt Ihre alten Gewohnheiten. Ihre Art sich hinzusetzen, beeinflusst das Endergebnis drastisch. Indem Sie sich die Mühe machen auf bewusste, kontrollierte Weise vom Stehen zum Sitzen überzugehen, haben Sie das Problem des Zusammensackens bereits zur Hälfte gelöst. Im Unterricht der Alexander-Technik wird dieser Vorgang gefestigt, damit Sie die Probleme, die durch das gekrümmte Sitzen erzeugt werden, vermeiden können.

Wie oft sind Sie schon am Ende eines arbeitsreichen Tages in sich zusammengesackt? Das unmittelbare Gefühl von Erleichterung lässt schnell nach und Sie beginnen in sich zusammenzusinken. Wenn Sie jedoch so gekrümmt sitzen, könnten Sie genauso gut einen Druck von

Bewusst Machen

1 Nacken entspannt

2 Kopf vorne und oben

3 Schultern entlastet und unten

4 Keine Krümmung vorne

5 Sitzbein entlastet und Gewicht fallen lassen

6 Dehnen der Wirbelsäule

7 Füße auf der Boden

Schön Sitzen

Alexander-Lehrer wissen, wie viel Zeit sitzend verbracht wird, also wird große Aufmerksamkeit auf diese gewöhnliche, aber oft schlecht umgesetzte, Aktivität gerichtet.

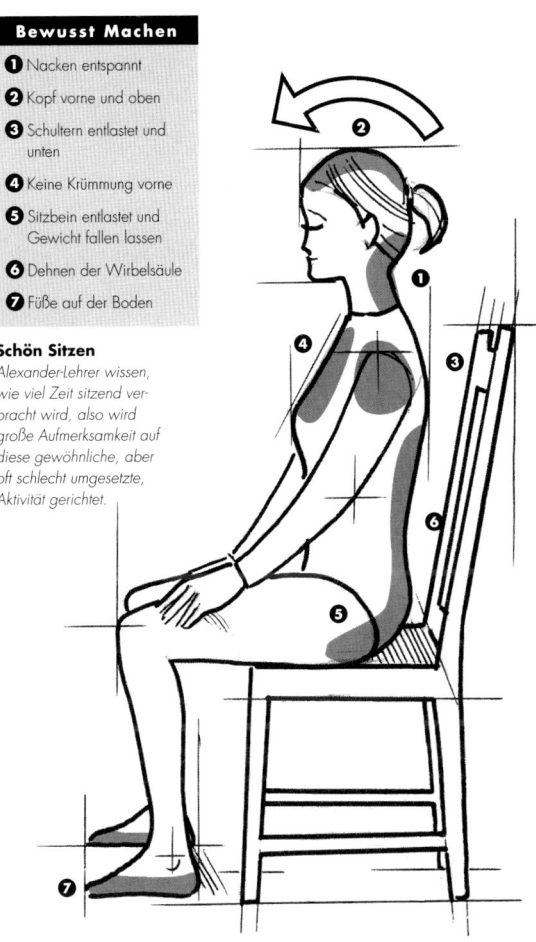

HINSETZEN

Es ist wichtig, dass Sie eine Sekunde lang „Nein" zu dem Reiz zu sitzen sagen. Wenn Sie das gemacht haben, führen Sie die Bewegung mühelos und leicht aus und wenn Sie den Stuhl unter sich spüren, richten Sie sich gerade auf und verlagern Sie Ihr Gewicht auf das Sitzbein. Hocken Sie nicht auf dem Stuhl, sondern denken Sie an die Dehnung Ihrer Wirbelsäule in zwei Richtungen – nach unten und nach oben. Dadurch wird der richtige Tonus in Ihren Rückenmuskeln erzeugt, der sichert, dass aufrechtes Sitzen ein schmerzfreier Vorgang ist.

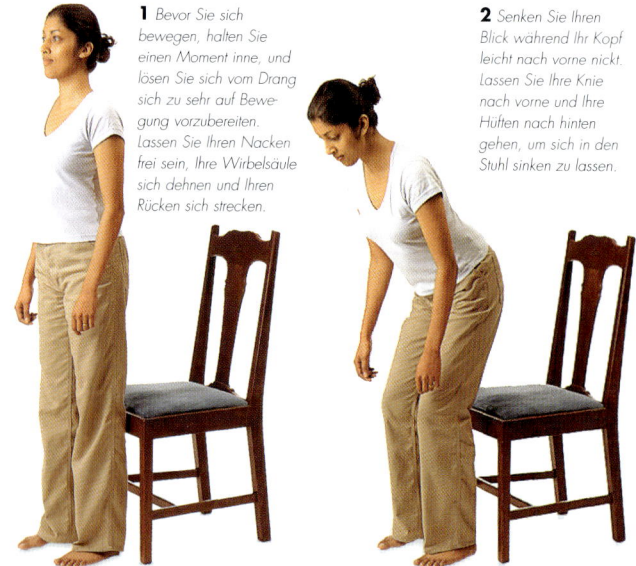

1 *Bevor Sie sich bewegen, halten Sie einen Moment inne, und lösen Sie sich vom Drang sich zu sehr auf Bewegung vorzubereiten. Lassen Sie Ihren Nacken frei sein, Ihre Wirbelsäule sich dehnen und Ihren Rücken sich strecken.*

2 *Senken Sie Ihren Blick während Ihr Kopf leicht nach vorne nickt. Lassen Sie Ihre Knie nach vorne und Ihre Hüften nach hinten gehen, um sich in den Stuhl sinken zu lassen.*

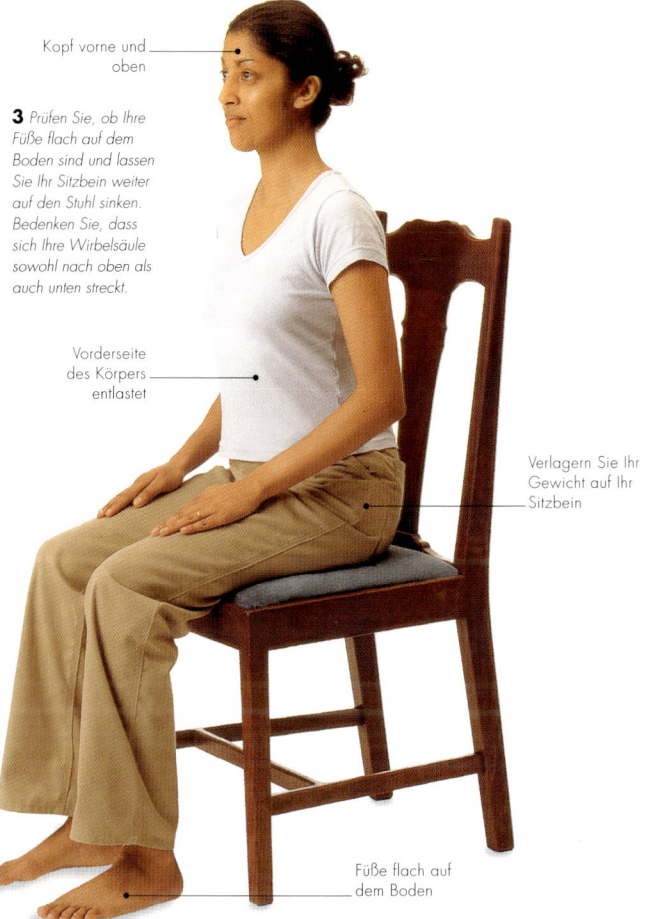

Kopf vorne und
oben

3 *Prüfen Sie, ob Ihre
Füße flach auf dem
Boden sind und lassen
Sie Ihr Sitzbein weiter
auf den Stuhl sinken.
Bedenken Sie, dass
sich Ihre Wirbelsäule
sowohl nach oben als
auch unten streckt.*

Vorderseite
des Körpers
entlastet

Verlagern Sie Ihr
Gewicht auf Ihr
Sitzbein

Füße flach auf
dem Boden

Lesen ohne Anstrengung

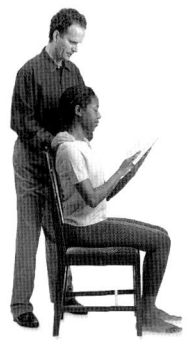

Leseunterricht

Ihr Lehrer erinnert Sie daran, Ihre Schultern nicht zu verspannen, wenn Sie das Buch aufheben und den Atem nicht anzuhalten.

Viele Informationen über die Welt verhalten wir durch Lesen und jetzt versorgt uns das Internet auch auf Tastendruck mit Unmengen an Informationen. Lehrer der Alexander-Technik wissen, dass der Reiz des geschriebenen Wortes sowohl negativ als auch positiv sein kann. Manchmal sind wir nicht so zügig beim Lesen wie wir wollen. Beim Lesen für Prüfungen stehen wir oft unter dem Druck den Text sehr schnell zu lesen, aber zur selben Zeit vollständig zu verstehen und alle Fakten daraus aufzunehmen.

Leistungsprobleme

Als Musiker müssen Sie gleichzeitig fehlerfrei lesen, verstehen und musizieren. Kein Wunder, dass Sie Ihren Nacken versteifen, Ihren Kopf nach hinten ziehen, den Atem anhalten und allgemein in Panik geraten. Wenn Sie gezwungen sind laut vorzulesen, ist das ein Rezept für eine Katastrophe. Alexander erkannte, dass es diese Situation des Lesens, dann Rezitierens, war, in der er bemerkte, wie er seine Probleme selbst verursachte.

Diese Reaktionen könnten in die Kategorie psychologische Schwierigkeiten eingeordnet werden, aber es gibt dabei auch sehr reelle physische Probleme zu berücksichtigen. Die Art, auf die Sie Ihre Augen einsetzten ist von grundlegender Bedeutung. Ihr Buch oder Ihre Noten müssen so positioniert werden, dass sehen nicht anstrengend ist. Ein angewinkelt gehaltenes Buch ist immer besser als ein flach liegendes.

Bewusst Machen

1. Nacken und Schultern tragen entspannt das Gewicht des Buchs

2. Freie Handgelenke, Schultern und Ellbogen

3. Stützen Sie das Buch zeitweise auf den Knien ab

4. Schultern absinken lassen, Atem nicht anhalten

5. Kreuz entlasten

Konzentration beibehalten

Wenn Sie für einen langen Zeitraum still sitzen, verspannen Sie Ihren Körper. Es ist ratsam hin und wieder eine Pause zu machen, Ihren Nacken zu entlasten und Ihren Blickpunkt zu ändern.

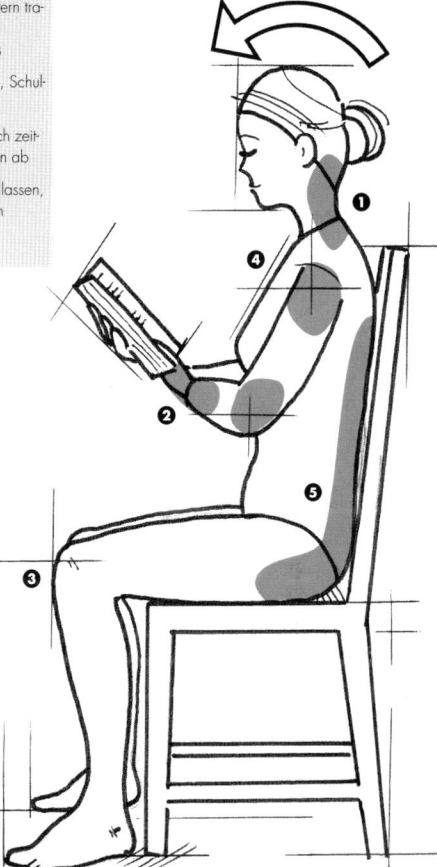

RICHTIG LESEN

Versuchen Sie Ihren Rücken weiter zu strecken und zu dehnen und vermeiden Sie es Ihren Brustkorb einzuengen, wenn Sie das Buch anheben. Der Gedanke Ihre Schultern nach hinten und unten zu richten, hilft sie zu entspannen. Natürlich beginnen einige Muskeln automatisch zu arbeiten, wenn Sie das Buch anheben. Ihr Ziel ist es jedoch das Buch mit minimaler Anstrengung anzuheben und zu halten. Die Distanz zwischen dem Text und Ihren Augen ist äußerst wichtig und indem Sie das Buch angewinkelt halten, können Sie ein Strapazieren des Nacken und der Augen vermeiden.

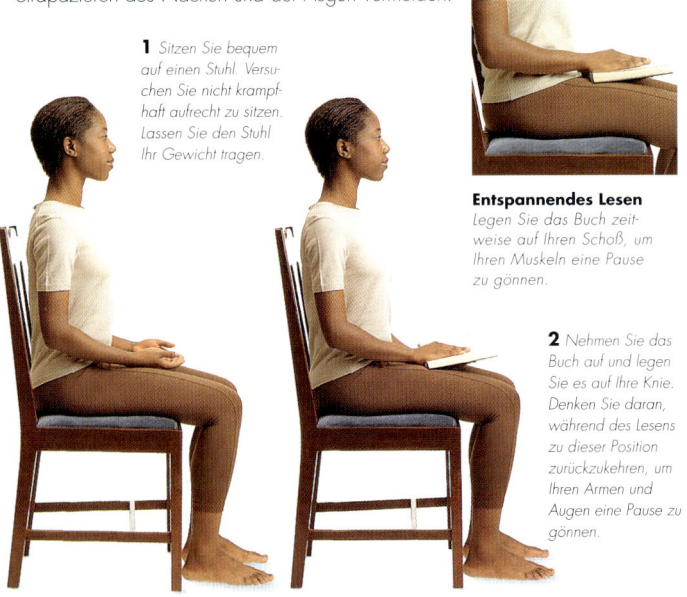

1 *Sitzen Sie bequem auf einen Stuhl. Versuchen Sie nicht krampfhaft aufrecht zu sitzen. Lassen Sie den Stuhl Ihr Gewicht tragen.*

Entspannendes Lesen
Legen Sie das Buch zeitweise auf Ihren Schoß, um Ihren Muskeln eine Pause zu gönnen.

2 *Nehmen Sie das Buch auf und legen Sie es auf Ihre Knie. Denken Sie daran, während des Lesens zu dieser Position zurückzukehren, um Ihren Armen und Augen eine Pause zu gönnen.*

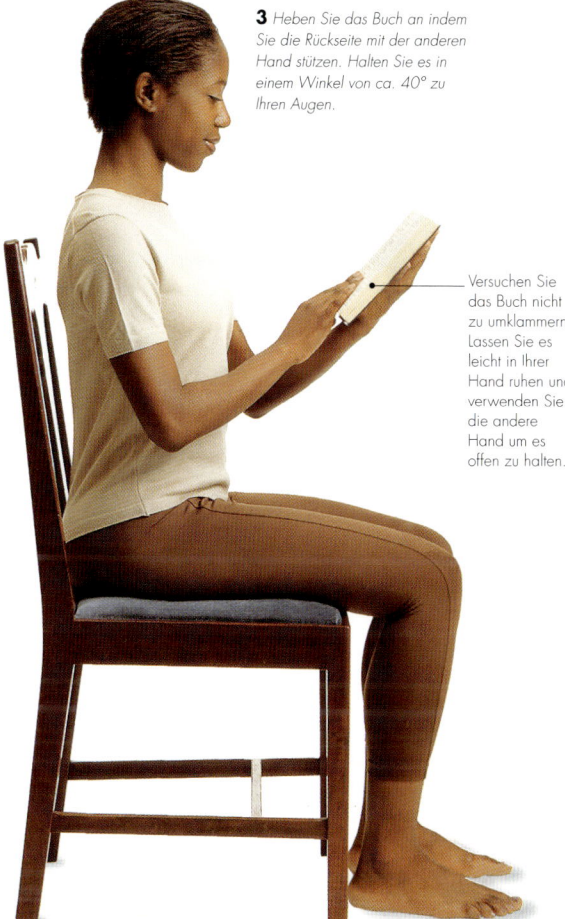

3 *Heben Sie das Buch an indem Sie die Rückseite mit der anderen Hand stützen. Halten Sie es in einem Winkel von ca. 40° zu Ihren Augen.*

Versuchen Sie das Buch nicht zu umklammern. Lassen Sie es leicht in Ihrer Hand ruhen und verwenden Sie die andere Hand um es offen zu halten.

Die Kunst des Entspann-
ten Schreibens

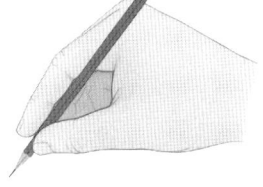

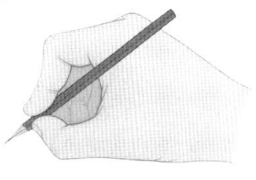

Ausstrecken

Die Bewegung des Stifts auf der Seite ist am effizientesten, wenn sich die Finger frei abbiegen und ausstrecken können.

Abbiegen

Lassen Sie Ihre Arme, Handgelenke und Finger beweglich und verspannen Sie Ihren restlichen Körper nicht beim Schreiben.

Da die meisten von uns heute mehr mit Tastaturen als mit der Hand schreiben, scheint es ein wenig überflüssig sich mit der Fähigkeit zu beschäftigen lesbare Buchstaben zu formen. Dennoch hat der Vorgang des Schreibens eine tiefe Verbindung mit der menschlichen Evolution, das es das Zusammenführen von Zeigefinger und Daumen mit sich bringt. Diese einfache Handlung, bekannt als Pinzettengriff, ist von elementarer Bedeutung.

Der Mensch entwickelte die Fähigkeit den Zeigefinger und Daumen so zu drehen, dass die Kuppen in Kontakt kommen. Dadurch konnten Werkzeuge exakt gehalten werden. Diese Stufe kennzeichnet eine elementare Veränderung in unserer Entwicklung als Menschen. Wir begannen zu lernen, anstatt nur zu überleben.

Kommunikation

Die ersten Versuche von Kindern zu kritzeln, heben Sie auf die Stufe der schriftlichen Kommunikation. Es verleiht einem eine gewisse Macht, sich über die eigene Handschrift zu definieren. Es ist erstaunlich wie Botschaften von Gehirn und Herz gleichzeitig mittels Schrift in Worte gefasst werden können.

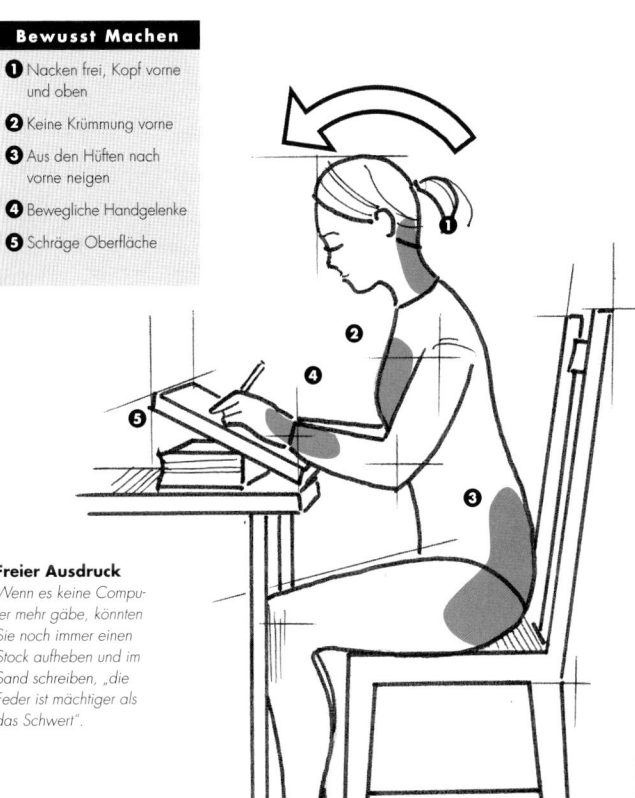

Bewusst Machen

1 Nacken frei, Kopf vorne und oben

2 Keine Krümmung vorne

3 Aus den Hüften nach vorne neigen

4 Bewegliche Handgelenke

5 Schräge Oberfläche

Freier Ausdruck

Wenn es keine Compu-
ter mehr gäbe, könnten
Sie noch immer einen
Stock aufheben und im
Sand schreiben, „die
Feder ist mächtiger als
das Schwert".

FREI SCHREIBEN

Indem Sie Daumen und Zeigefinger zusammenführen und beide abbiegen, erzeugen Sie die notwendigen Bedingungen in der Hand und im Handgelenk um entspannt zu schreiben. Ermüdung und Anstrengung im Handgelenk werden oft durch angestrengtes Halten des Stifts verursacht. Eine abgeschrägte Oberfläche ist hilfreich, weil sie Ihr Handgelenk stützt und einen geeigneten Winkel für lockere Bewegungen des Stifts am Papier ermöglicht. Wenn das Papier abgewinkelt zu Ihren Augen liegt, werden Nacken und Augen weniger angestrengt. Wenn Sie Kindern beim Schreiben helfen, ermutigen Sie diese sich Zeit zu nehmen und dem Stift die Arbeit zu überlassen. Wenn sie anfangen Löcher ins Papier zu graben, ist klar, dass sie es zu angestrengt versuchen.

1 *Denken Sie daran Ihren Atem nicht anzuhalten und Ellbogen und Handgelenke nicht zu versteifen.*

2 *Beugen Sie sich aus den Hüften heraus nach vorne, heben Sie sanft Ihren Stift auf. Halten Sie ihn leicht zwischen Daumen und Zeigefinger. Ihre andere Hand kann das Papier fixieren.*

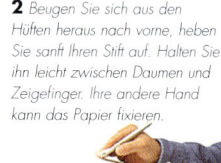

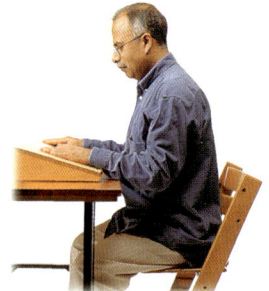

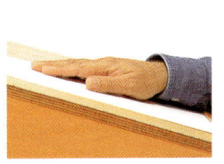

3 *Lassen Sie Ihre Hand leicht auf der schrägen Oberfläche ruhen. Versuchen Sie Anspannungen in Handgelenk oder Fingergelenk zu vermeiden. Denken Sie an das Strecken Ihrer Finger.*

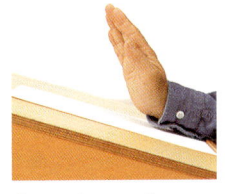

4 *Atmen Sie aus und biegen Sie Ihre Hand sanft am Handgelenk ab, so dass Ihre Finger nach oben zeigen und das Handgelenk beweglich bleibt.*

6 *Achten Sie darauf, den Stift nicht zu umklammern. Er sollte ruhig zwischen Ihrem Daumen und Zeigefinger liegen. Drücken Sie nicht zu fest auf.*

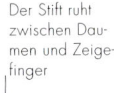

Der Stift ruht zwischen Daumen und Zeigefinger

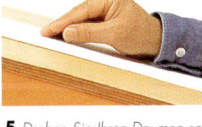

5 *Drehen Sie Ihren Daumen so, dass er die Kuppe Ihres Zeigefingers berührt. Biegen und Strecken Sie Daumen und Finger sanft.*

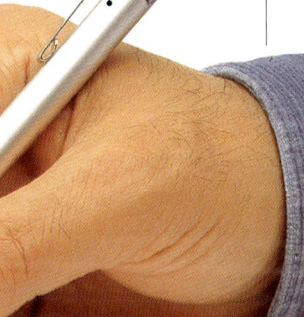

Effizientes Arbeiten an der Tastatur

Beim arbeiten an der Tastatur, vergisst man leicht den Rücken und die Sitzhaltung. Ihre Augen sind ständig beschäftigt, weil sie zwischen Bildschirm und Dokumenten, aus denen Sie abtippen, hin und her schauen. Wenn Ihre Augen ständig auf einen Punkt gerichtet sind, oder sich zwischen Bildschirm, Dokument und Tastatur bewegen, neigen Sie dazu, Ihren Nacken zu verspannen. Der Bildschirm hat eine hypnotisierende Wirkung und wenn Sie nicht aufpassen, könnten Sie nach einiger Zeit in eine Art Trance verfallen, und die Konzentration verlieren.

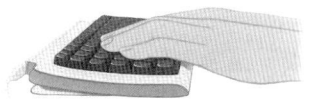

Ihr Bewusstseinsfeld erweitern
Ein erweitertes Bewusstseinsfeld ermöglicht eine freie und aufrechte Haltung beim Tippen.

Nacken und Oberer Rücken

Wenn die Hände tippen, neigt man dazu, die Muskeln im Nacken und oberen Rücken zu strapazieren. Um uns in die Richtung der Aktivität zu beugen, krümmen wir uns. Ihr Körper wirkt dem Vorwärts fallen entgegen, indem er einige Muskeln anspannt und Sie nach oben richtet. Das führt meist zu schweren Verspannungen im oberen Rückenbereich.

Regelmäßige Pausen

Moderne Tastaturen ermöglichen eine schnelle Arbeitsweise. Je schneller Sie jedoch arbeiten, desto schwieriger wird es, Ihre Tätigkeit zu überwachen und die Möglichkeit Rückmeldungen vom Körper zu empfangen ist vermindert. Sie sollten zeitweise überprüfen, ob Sie sich nicht verspannt haben. Denken Sie daran, dass regelmäßige Pausen zu erhöhter Produktivität führen.

Bewusst Machen

1. Schultern entlastet
2. Ellbogen im 90° Boden
3. Handgelenke beweglich
4. Regelmäßige Atmung
5. Strecken des oberen Rücken
6. Regelmäßig aufstehen

An sich selbst denken

Weil Ihre Aufmerksamkeit auf den Bildschirm und das Tippen gelenkt ist, könnten Sie Ihre Haltung vergessen.

89

ENTSPANNTES TIPPEN

Sobald Sie vor einem Computer sitzen, erhalten Sie unmittelbar den Reiz sich vorne überzubeugen. Wenn Sie sich an die Halb-Rückenlage halten, bemerken Sie das leichter und können die Hände auf der Tastatur ruhen lassen und langsam mit dem Tippen beginnen. Dadurch können Sie Ihre vertikale Ausrichtung halten und nur die erforderlichen Muskeln einsetzen. Schnelles Tippen kann zu Überanstrengung führen. Unterbrechen Sie sich gelegentlich und prüfen Sie ob Ihr Bedürfnis sich zu strecken gleich stark ist wie Ihr Interesse an der Tätigkeit.

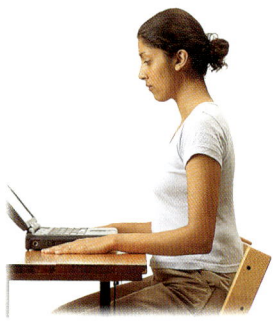

2 *Starten Sie langsam, damit Sie Ihre Handgelenke beim Tippen beweglich halten können. Unterbrechen Sie hin und wieder und wiederholen Sie Schritt eins.*

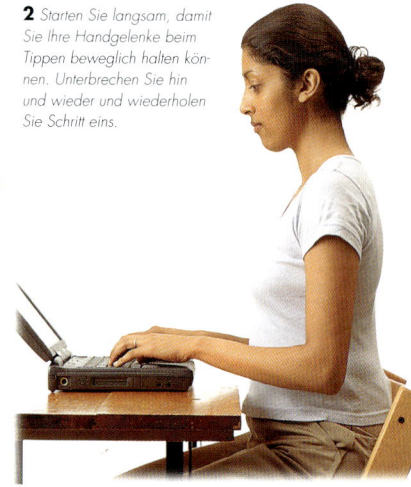

1 *Bevor Sie zu tippen beginnen, halten Sie inne um an Ihre Kopf-Nacken-Rücken Beziehung zu denken, entlasten Sie Ihren Nacken und senken Sie Ihre Schultern. Spüren Sie, wie sich das Gewicht Ihrer Ellbogen und Hände auf dem Tisch entlastet und ausbreitet.*

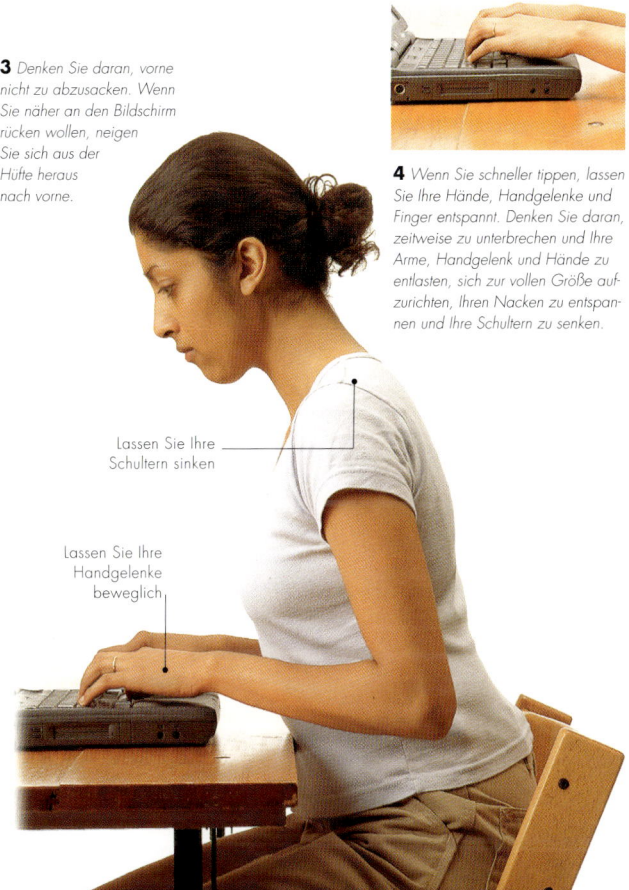

3 *Denken Sie daran, vorne nicht zu abzusacken. Wenn Sie näher an den Bildschirm rücken wollen, neigen Sie sich aus der Hüfte heraus nach vorne.*

4 *Wenn Sie schneller tippen, lassen Sie Ihre Hände, Handgelenke und Finger entspannt. Denken Sie daran, zeitweise zu unterbrechen und Ihre Arme, Handgelenk und Hände zu entlasten, sich zur vollen Größe aufzurichten, Ihren Nacken zu entspannen und Ihre Schultern zu senken.*

Lassen Sie Ihre Schultern sinken

Lassen Sie Ihre Handgelenke beweglich

Einen Kühlen Kopf hinterm Lenkrad Bewahren

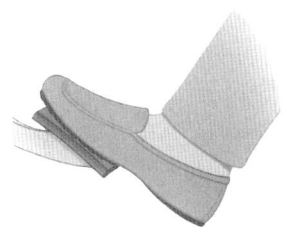

Macht der Pedale

Nehmen Sie die Macht hinter dem Lenkrad wahr und denken Sie daran, dass Raserei tödlich sein kann.

Fahren erfordert viele verschiedene Überlegungen – Sie müssen sich auf die Straße und andere Verkehrsteilnehmer konzentrieren. Ebenso müssen Sie in der Lage sein, die Steuerelemente des Fahrzeugs zu koordinieren. Letztendlich hat Ihre Einstellung zum Fahren Auswirkungen auf Ihre Leistung. Vieles hängt davon ab, ob Sie sich mit der Freiheit und Macht, die das Fahrzeug verleiht, wohl fühlen. Ängstlichkeit lässt Sie erstarren und bei Entscheidungen vorsichtig sein. Der aggressive Typ hat keine Schwierigkeiten schnelle Entscheidungen zu treffen und die zusätzliche Macht des Fahrzeugs zu genießen. Aber es ergeben sich auch zusätzliche Frustrationen durch die unvermeidbaren Hindernisse auf der Straße: Fußgänger, Radfahrer und langsame Fahrer.

Angewandtes Innehalten

Der Konflikt zwischen dem Wunsch und dem Hilfsmittel ein Ziel schnell zu erreichen und dem Auftreten von äußeren Hindernissen, die das vermeiden, erklärt die Frustration und Wut, die einige Menschen hinterm Lenkrad erleben. Wenn Sie in einem Stau stecken, beginnt die Tendenz der Zielfixiertheit Überhand zu nehmen und der Stresspegel steigt an. Das ist der ideale Moment Ihre Fähigkeit des Innehaltens zu testen. Versuchen Sie innezuhalten, Ihren Nacken zu entspannen, auszuatmen und einfach nur glücklich zu sein.

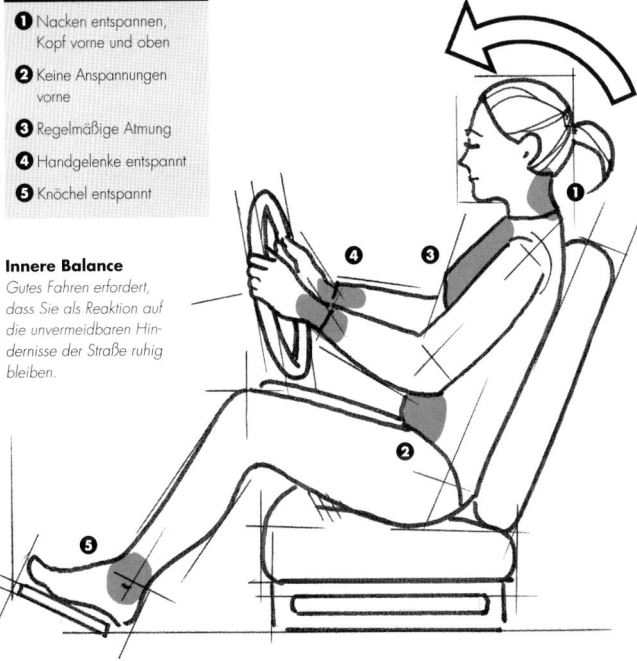

Bewusst Machen

❶ Nacken entspannen, Kopf vorne und oben

❷ Keine Anspannungen vorne

❸ Regelmäßige Atmung

❹ Handgelenke entspannt

❺ Knöchel entspannt

Innere Balance

Gutes Fahren erfordert, dass Sie als Reaktion auf die unvermeidbaren Hindernisse der Straße ruhig bleiben.

ALEXANDER-TECHNIK

BEWUSSTES FAHREN
Versuchen Sie eine Grundeinstellung der Geduld zu entwickeln. Denken Sie daran, dass, obwohl es wichtig ist Ihr Ziel rechtzeitig zu erreichen, es selbstzerstörerisch ist, wenn Sie deswegen sich selbst und andere dabei gefährden. Man vergisst leicht, dass ein Fahrzeug in den falschen Händen eine tödliche Waffe ist. Nehmen Sie sich einen Moment Zeit bevor Sie in Ihr Auto steigen, um innezuhalten und still zu stehen. Entspannen Sie Ihren Nacken und richten Sie sich zur vollen Größe auf.

Gekrümmt
Keine wachsame Ruhe hierbei. Wenn Sie sich in einer gekrümmten Haltung befinden, richten Sie unzureichende Aufmerksamkeit auf die Straße und sind nicht in der Lage auf Notsituationen zu reagieren.

Angespannt
Durch die Anstrengung des Fahrens könnten Sie verspannt werden, Ihren Atem anhalten und schlecht sitzen.

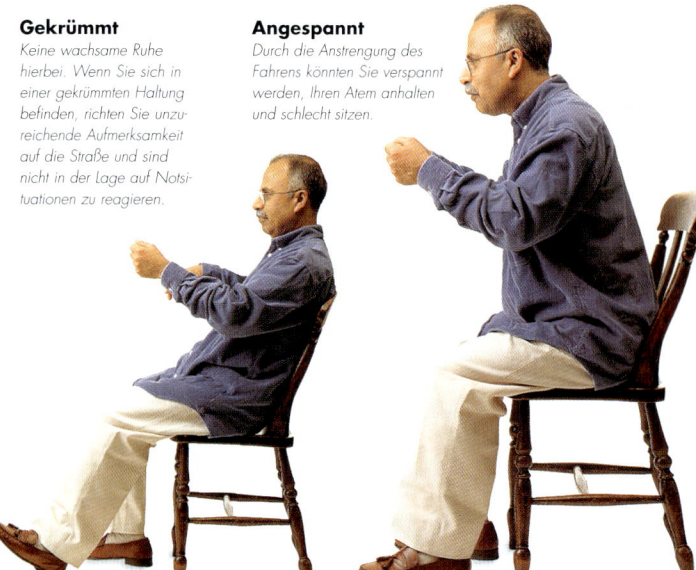

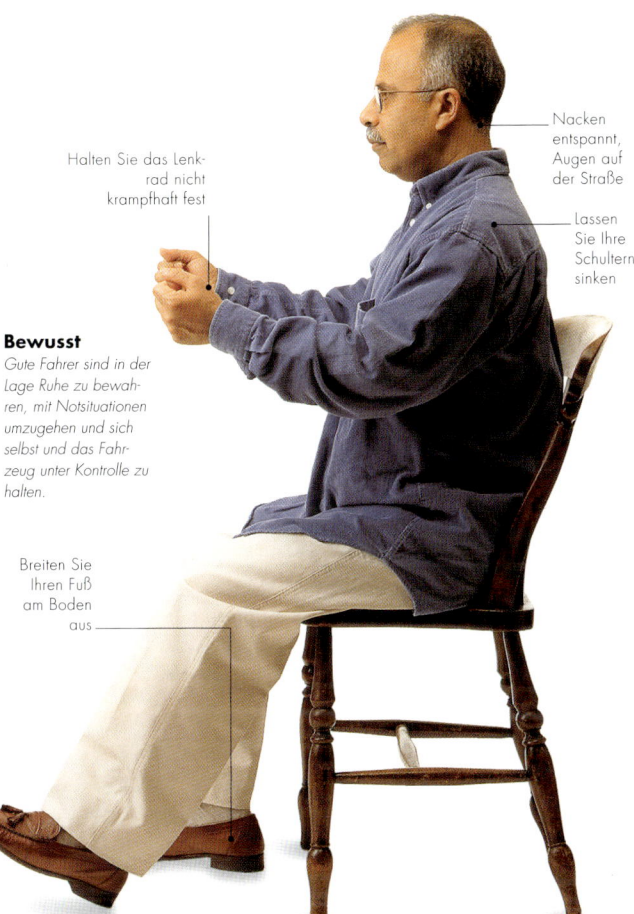

Halten Sie das Lenk-
rad nicht
krampfhaft fest

Nacken
entspannt,
Augen auf
der Straße

Lassen
Sie Ihre
Schultern
sinken

Bewusst

*Gute Fahrer sind in der
Lage Ruhe zu bewah-
ren, mit Notsituationen
umzugehen und sich
selbst und das Fahr-
zeug unter Kontrolle zu
halten.*

Breiten Sie
Ihren Fuß
am Boden
aus

Balance Wiederherstellen

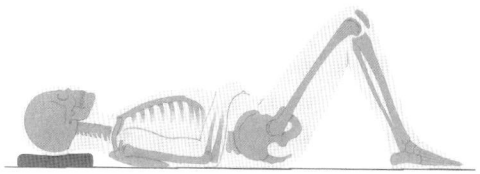

Hinlegen
Eine konstruktive Ruhephase lässt Ihren Körper sich erholen.

Die Schwerkraft übt eine konstante Abwärtskraft auf den Körper aus. Zusätzlich verschlimmern der Druck und das Tempo des Lebens die Menge an Muskelspannungen, die sich über den Tag aufbauen, welche wiederum die Schwierigkeit gerade zu stehen erhöhen.

Angstfaktor

Je mehr wir die Fähigkeit verlieren, uns auf die natürlichen Mechanismen von Balance und Haltung zu verlassen, desto stärker wird die Angst zu Fallen. Angst beschleunigt unseren Stoffwechsel und unseren Atemrhythmus, aber darunter liegende Haltungsspannungen widerstehen dem Anstieg der Stoffwechselgeschwindigkeit. Dadurch sind weitere

Anstrengungen nötig um unser Bedürfnis nach mehr Atemluft zu befriedigen. Alle Termine, Belastungen und Ängstlichkeiten verschlimmern die Anspannungen im Körper und untergraben was wir für selbstverständlich halten: unsere Leichtigkeit beim Stehen.

Die Position der Halb-Rückenlage

Wenn wir uns in der Position der Halb-Rückenlage legen, wird der gesamte Rücken gestützt und wir befreien uns von unnotwendigen Anstrengungen, die wir durch den Widerstand der Abwärtskraft der Schwerkraft machen. Die Gefahr zu Fallen ist beseitigt sowie die damit verbundene Angst. Dann stellt sich Sicherheit ein, weil wir zunächst die Anspannungen und Anstrengungen für aufrechtes Stehen nicht brauchen.

Das Lösen von Anspannungen, die den Körper zusammenziehen und krümmen, ermöglicht eine allmähliche Wiederherstellung seiner Form, welche eine subtile Neuausrichtung mit sich bringt, damit der Körper mit der Zeit beginnt seine wahre Größe wiederherzustellen. Sowie sich Ihre Ängstlichkeit legt und sich der Körper streckt und dehnt, halten Sie Ihren Atem nicht mehr an und der natürliche Atemzyklus ist wiederhergestellt. Atmen Sie durch die Nase aus und ein. Dadurch wird die Luft auf dem Weg zu Ihren Lungen gefiltert, erwärmt und befeuchtet. Dies ist die müheloseste Art zu Atmen, die Ihnen hilft, Panik zu vermeiden.

Sinnvoll verbrachte Zeit

Der Vorteil sich jeden Tag für einen kurzen Zeitraum hinzulegen, liegt in der Geraderichtung und Dehnung der Wirbelsäule.

KONSTRUKTIVE RUHEPHASE

Wenn Sie die Position der Halb-Rückenlage üben, muss der Kopf in der richtigen Höhe gestützt werden. Verwenden Sie ein Handtuch oder Bücher. Die Wirbelsäule verläuft in einer Kurve und indem Sie den Kopf vom Boden abheben, ermöglichen Sie diese Kurve. Ist Ihr Kopf richtig gestützt, kann sich Ihr Nacken auf eine Weise entspannen, die ein Strecken, Dehnen und freies Atmen ermöglicht. Wenn Sie in der Halb-Rückenlage liegen, haben Sie die ideale Position um durch Ihre Nase zu atmen, was beruhigend wirkt. Lesen Sie Seite 102-103 und 106-107 für weitere Informationen.

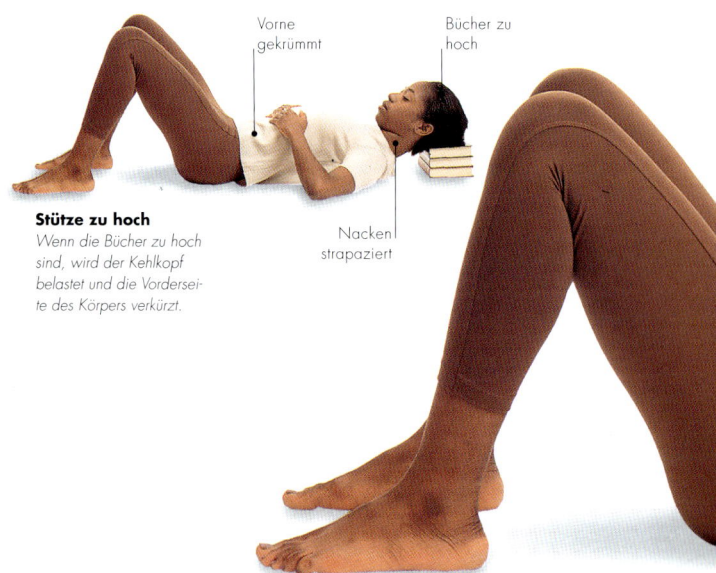

Vorne
gekrümmt

Bücher zu
hoch

Nacken
strapaziert

Stütze zu hoch

Wenn die Bücher zu hoch sind, wird der Kehlkopf belastet und die Vorderseite des Körpers verkürzt.

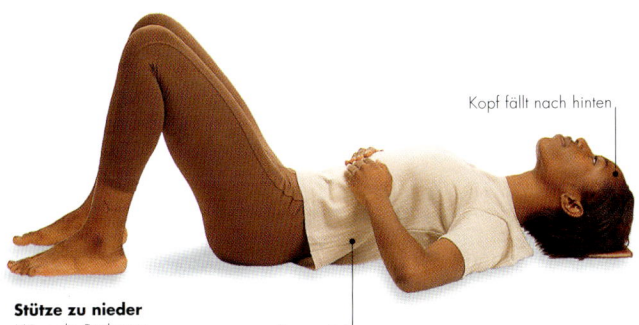

Kopf fällt nach hinten

Stütze zu nieder

Wenn die Bücher zu niedrig sind, fällt der Kopf nach hinten und der Nacken und das Kreuz werden zusammengepresst.

Kreuz wird gekrümmt

Richtige Stütze

Wenn der Kopf mit der richtigen Höhe an Büchern gestützt wird, ist die richtige Verwendung der Primärsteuerung wiederhergestellt: der Nacken entspannt sich; der Körper kann langsam zu seiner Form zurückkehren; und ein natürlicher Atemrhythmus ist erreicht.

Kopf und Nacken bequem

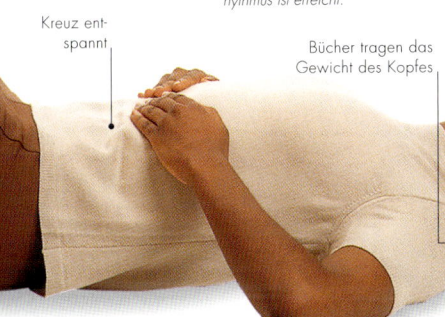

Kreuz entspannt

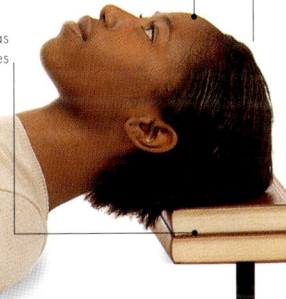

Bücher tragen das Gewicht des Kopfes

Die Neun Stützungs-punkte

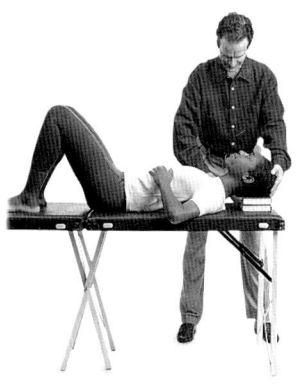

Den Nacken entspannen
Die Hände des Lehrers erlauben Ihrem Kopf sich zu strecken und Ihrem Rücken sich auf dem Tisch auszubreiten.

Sich in die Position der Halb-Rückenlage zu legen, erlaubt es Ihnen innezuhalten und die Spannungen, die sich über den Tag aufgebaut haben, zu lösen. Der Kopf wiegt zwischen 4.5-6.8 kg die Sie jede wache Stunde tragen müssen. Indem Sie sich hinlegen, nehmen Sie auch das Gewicht von Ihren Füßen. Die schwereren Teile des Skeletts, die leicht auf Schwerkraft und Bodenkontakt reagieren, werden als „gewichtsragend" bezeichnet.

Stützungspunkte

In der Halbrückenlage gibt es gibt neun gewichtstragende Bereiche: Hinterkopf, rechte und linke Seite des Beckens, rechte und linke Seite des oberen Rückenbereichs, die beiden Füße und die beiden Ellbogen. Durch diese neun Punkte ergibt sich ein sicheres Gerüst, durch welches das Gefühl fallen zu können genommen wird und daher können Sie aufhören sich krampfhaft aufrecht zu halten. Erst dann kann der Vorgang der Entspannung und Dehnung spontan eintreten, vorausgesetzt Sie bleiben ruhig und

❺

geduldig. Sie versuchen vielleicht diesen Vorgang zu beschleunigen. Sollte das eintreten, erinnern Sie sich daran innezuhalten und sich selbst Zeit zu geben, und denken Sie an die neun gewichtstragenden Bereiche auf Ihrer Rückseite. Der Vorgang wieder ins Gleichgewicht zu kommen ist tief verwurzelt, könnte aber durch krampfhafte Zielfixierung blockiert werden. Ihr Ziel ist es nicht aktiv etwas zu „tun", sondern einfach den natürlichen Vorgang der Entspannung nicht mehr zu stören.

Bewusst Machen

1. Gewicht verlagert sich auf den Hinterkopf
2. Beide Schultern
3. Beide Ellbogen
4. Beide Hüften
5. Beide Füße

Spontane Erholung

Erholung tritt mit der Zeit ein. Seien Sie ruhig, erholen Sie sich und lassen Sie die Schwerkraft die Arbeit machen.

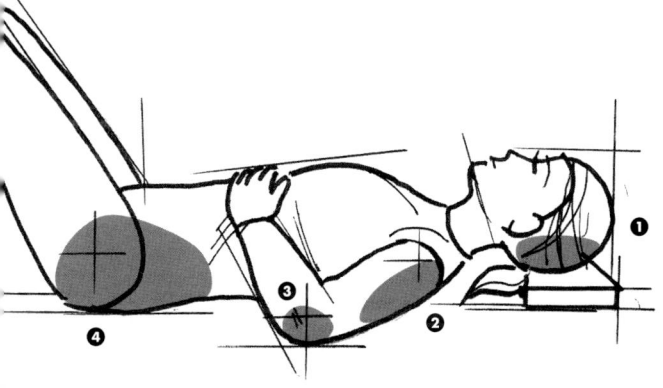

HINLEGEN

Um Anspannung und Krümmung zu vermeiden, entspannen Sie Ihren Nacken und dehnen und strecken Sie Ihren Rücken. Verlagern Sie Ihr Gewicht auf ein Bein, denken Sie daran mit Ihrem Kopf zu führen und sich in die Bewegung zu strecken, um sich nicht zu sehr zusammenzuziehen oder zu verkürzen. Lassen Sie sich auf Ihre Knie sinken. Dann setzen Sie sich zurück auf Ihre Fersen, dann auf Ihr Gesäß. Rollen Sie sich sanft nach hinten ohne Ihren Nacken zu versteifen. Sowie Sie am Boden liegen und Ihr Körper seine volle Größe wiederherstellt, wird es Ihnen vielleicht bewusst, dass Sie durch den Mund nach Luft geschnappt haben. Es ist gesünder durch die Nase zu atmen.

1 *Bevor Sie sich auf den Boden legen oder wieder aufstehen wollen, wenden Sie den Vorgang des Innehaltens und der Anweisung an. Lassen Sie sich auf ein Knie sinken.*

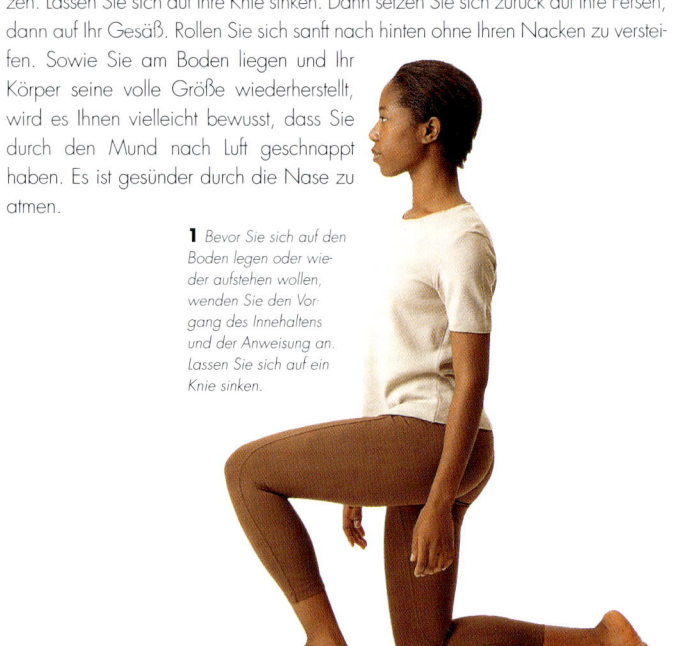

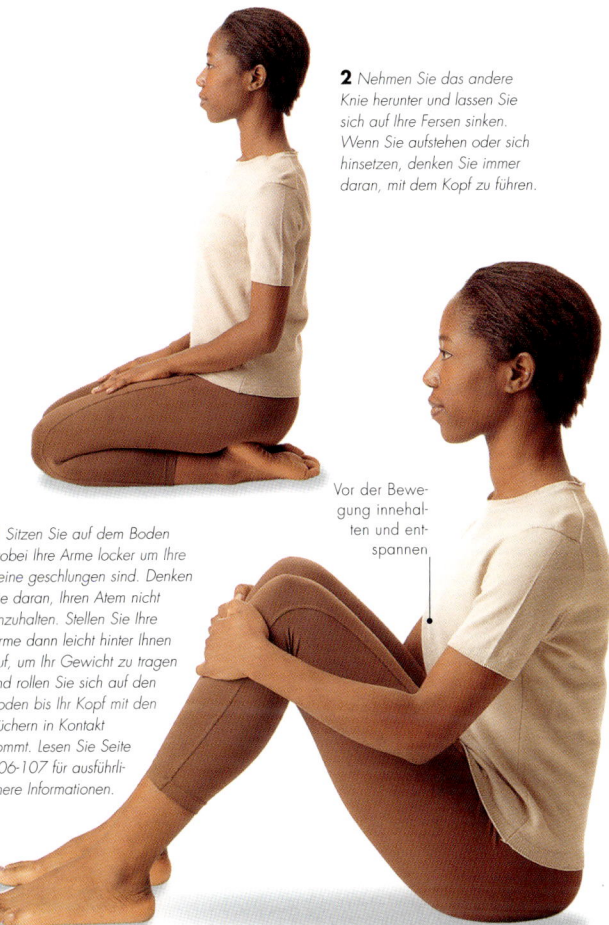

2 *Nehmen Sie das andere Knie herunter und lassen Sie sich auf Ihre Fersen sinken. Wenn Sie aufstehen oder sich hinsetzen, denken Sie immer daran, mit dem Kopf zu führen.*

Vor der Bewegung innehalten und entspannen

3 *Sitzen Sie auf dem Boden wobei Ihre Arme locker um Ihre Beine geschlungen sind. Denken Sie daran, Ihren Atem nicht anzuhalten. Stellen Sie Ihre Arme dann leicht hinter Ihnen auf, um Ihr Gewicht zu tragen und rollen Sie sich auf den Boden bis Ihr Kopf mit den Büchern in Kontakt kommt. Lesen Sie Seite 106-107 für ausführlichere Informationen.*

Erlauben Sie Ihrem Körper sich zu Dehnen und zu Strecken

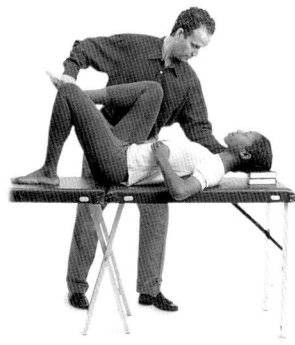

Entlasten der Gelenk
Der Lehrer hilft Ihnen Ihre Knie zu entspannen und Ihr Bein auf den Tisch zu legen.

Um den Entspannungsvorgang zu fördern, denken Sie an die neun gewichtstragenden Punkte und wie Sie von diesen gestützt werden, wodurch Ihr Körper die erforderliche Zeit seine Form zu ändern erhält und länger und weiter wird. Ihre Anweisungen fördern den Ablauf dieses natürlichen Vorgangs. Ihre Denkweise sollte diesen Prozess ermögliche, ohne weitere Muskelverspannungen aufzubauen. Die Alexander-Technik basiert auf der Tatsache, dass wir die falschen Dinge vermeiden müssen, bevor die richtigen stattfinden können. Strecken und Dehnen sind auf Ihre Präventivwahrnehmung angewiesen. Sie müssen die Verspannungen, die Sie verkürzen und einengen, lösen. In der Halb-Rückenlage können Sie Verkürzungen, Einengungen und Verspannung auf eine Weise lösen, die das Entfalten zu Ihrer wahren Größe fördert.

Der Elastizitätstest

Nehmen Sie ein Stück Gummiband und ziehen Sie die Enden in entgegengesetzte Richtungen. Achten Sie darauf, wie

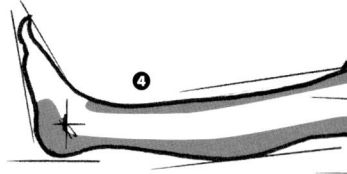

es länger und elastischer wird. Wenn sich der Körper dehnt, entspannt er sich in entgegengesetzte Richtungen. Wenn Sie zum Beispiel Ihr Bein niederstellen, lockert sich die Fußsole vom Kreuz weg, vorausgesetzt Sie beeinträchtigen diesen Vorgang nicht durch übermäßige Anstrengung, und die Distanz zwischen den beiden erweitert sich. Wenn Sie Ihr Bein anheben, achten Sie darauf, wie sich Ihr Becken vom Hinterkopf wegstreckt und auch die Distanz zwischen Ihren Knien und dem Becken ansteigt.

Bewusst Machen

❶ Gewicht verlagert sich auf den Hinterkopf

❷ Hüften, Knie und Knöchel nicht anspannen

❸ Rücken sich strecken lassen

❹ Bein ausstrecken

❺ Knie nach oben

Lange Glieder

Wenn Sie Ihre Beinmuskeln im Unterschenkel und Ihren Rücken entspannen, kann sich Ihr Bein ausstrecken.

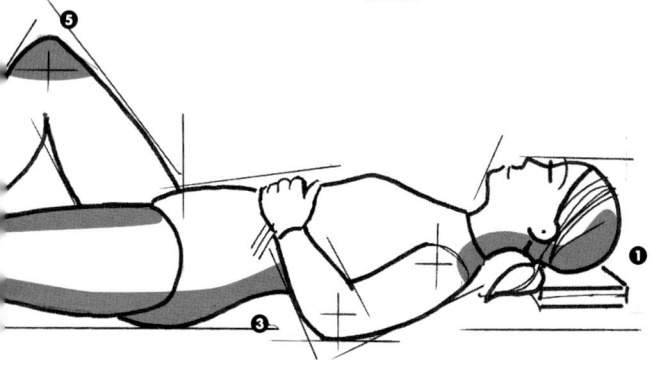

ALEXANDER-TECHNIK

ENTSPANNEN DER BEINE

Durch die Art der Verbindung von Beine und Torso gibt es eine innige Beziehung zwischen jeder Anspannung in den Beinen oder Hüften und Verspannungen im Kreuz und Unterleib. Wenn das Bein auf den Boden gelegt wird, entspannen sich allmählich die Muskeln in Bein, Hüfte, Kreuz und Unterleib. Der Gedanke die Ferse vom Kreuz wegzuschicken fördert das Dehnen des Beins. Das hat eine wohltuende Wirkung auf Ihre Atmung. Wenn sich das Kreuz und der Unterleib entspannen, wird die äußere Muskelanspannung, welche die Wirkung des Zwerchfells einschränkt, gelöst und es wird diesem inneren Muskel ermöglicht leichter zu arbeiten.

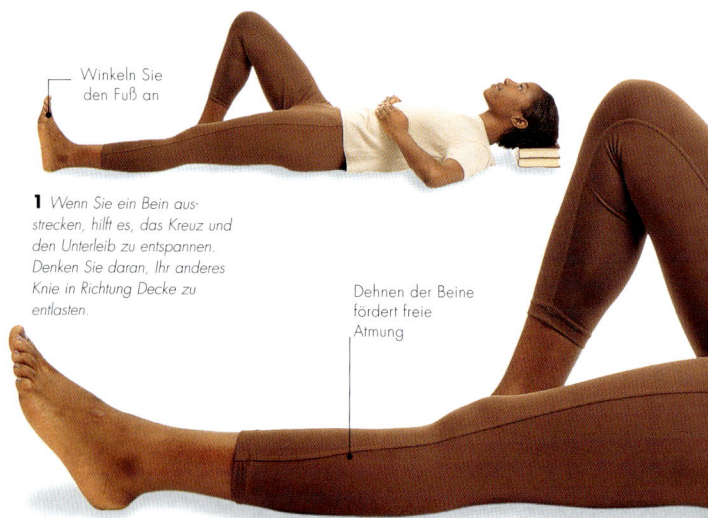

Winkeln Sie den Fuß an

1 *Wenn Sie ein Bein ausstrecken, hilft es, das Kreuz und den Unterleib zu entspannen. Denken Sie daran, Ihr anderes Knie in Richtung Decke zu entlasten.*

Dehnen der Beine fördert freie Atmung

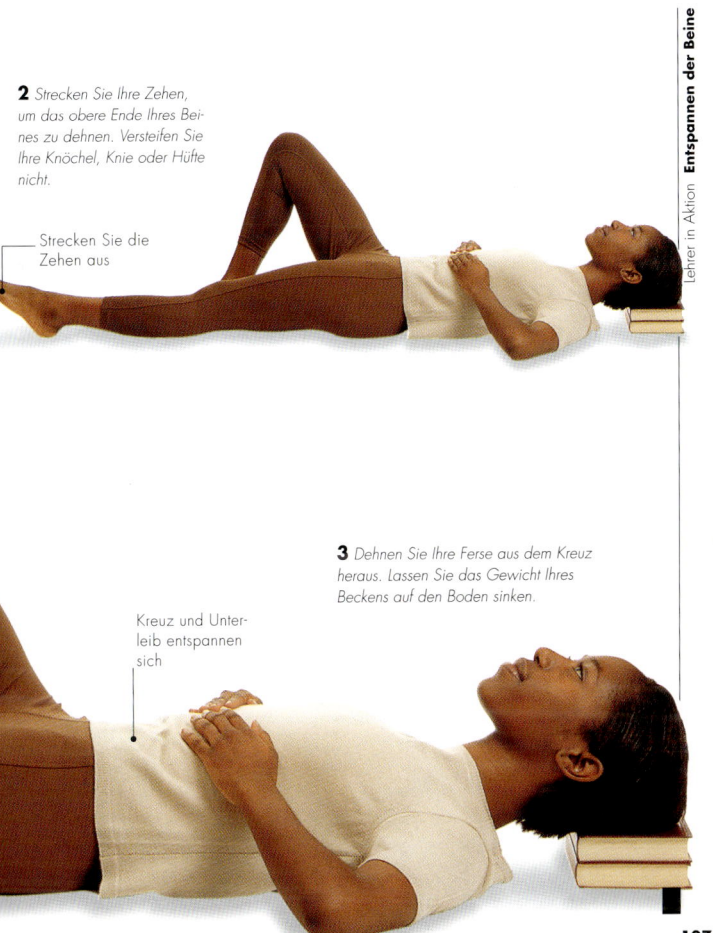

2 *Strecken Sie Ihre Zehen, um das obere Ende Ihres Beines zu dehnen. Versteifen Sie Ihre Knöchel, Knie oder Hüfte nicht.*

Strecken Sie die Zehen aus

3 *Dehnen Sie Ihre Ferse aus dem Kreuz heraus. Lassen Sie das Gewicht Ihres Beckens auf den Boden sinken.*

Kreuz und Unterleib entspannen sich

Den Rücken Ausstrecken

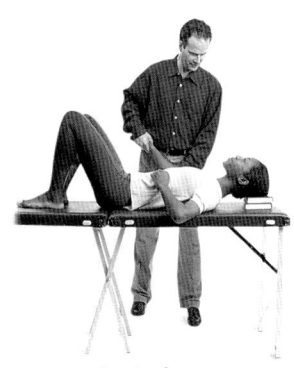

Ausstrecken

Der Lehrer hilft Ihnen, Ihre Schultern durch sanfte Bewegung Ihrer Arme auf die Seiten zu entspannen.

D ie Position und Stabilität der Schultern und des oberen Brustbereichs sind mehr von Muskeln als von Gelenken abhängig. Die Tatsache, dass es keine starren Gelenke gibt, ermöglicht eine größere Flexibilität. Ein komplexes Netz aus Muskeln ermöglicht es die Schultern und Arme nach oben zu heben, nach unten zu ziehen, nach

vorne Richtung Vorderseite des Körpers zu bringen oder nach hinten zu ziehen. Wenn die Muskeln, welche die Schultern bewegen, ständig verspannt sind, verliert der obere Brustbereich seine natürliche Offenheit und Weite. Gewohnte Anspannung, welche die Brust einengt, schränkt nicht nur die Bewegungsfreiheit ein, sondern wirkt sich auch auf die Effizienz des Atemmechanismus aus.

Sich öffnen

Die Halbbrückenlage entspannt die Muskeln Ihres Nackens und Ihres oberen Rückenbereichs, wodurch Ihre natürliche Breite wiederhergestellt wird. Sie können versuchen den Rücken selbst auszustrecken. Seitliches ausstrecken der Arme kann hilfreich sein, weil Sie dadurch jede Körperverspannung wahrnehmen können. Diese Position hilft Ihnen zu verstehen, dass die Muskeln im Körper die Schultern zur selben Zeit in viele verschiedene Richtungen ziehen können: nach oben, innen, hinten und unten. Das kann zu einer ständigen Anspannung in den Schultern führen. Langsam wird sich die Anspannung, welche die Schultern nach oben und innen zieht, lösen, wodurch die Schultern nach unten sinken können. Gleichzeitig entspannen sich die Muskeln, welche die Schultern nach unten ziehen, und diese können sich dadurch leicht anheben lassen.

Bewusst machen

1 Gewicht des Kopfes auf der Stütze

2 Schultern, Ellbogen, Handgelenke entspannt

3 Oberer Brustbereich ausgebreitet

4 Rücken gedehnt und ausgebreitet

Offenherzig
Wenn Sie sich die Zeit nehmen die Anspannungen, die eine Einengung verursachen, zu lösen, kann die Ausbreitung Ihres oberen Brustbereichs wiederhergestellt werden.

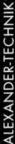

PRÄVENTIVWAHRNEHMUNG

Es ist wichtig den Rückmeldungen Ihres Körpers Aufmerksamkeit zu schenken, damit Sie wahrnehmen wann Sie etwas krampfhaft versuchen und zielfixiert werden. Wenn Sie sich direkt auf ein Resultat konzentrieren, wird das nur zu weiteren Anspannungen führen, die das Ausstrecken beeinträchtigen. Wenn Sie irgendwann beginnen Ihren Nacken anzuspannen, die Schultern zu versteifen, Ellbogen und Handgelenke zu verriegeln oder Ihren Atem anzuhalten, halten Sie inne und lassen Sie die Entspannung wieder stattfinden.

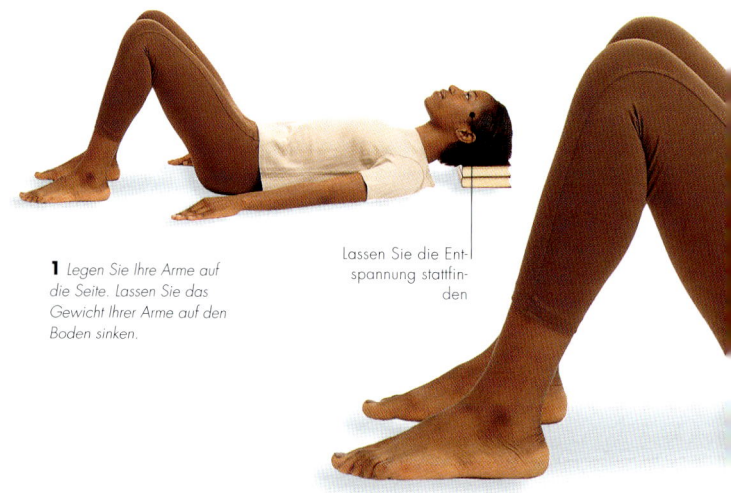

1 *Legen Sie Ihre Arme auf die Seite. Lassen Sie das Gewicht Ihrer Arme auf den Boden sinken.*

Lassen Sie die Entspannung stattfinden

2 *Strecken Sie einen Arm zu Ihrer Seite aus. Entspannen Sie Nacken, obere Brust, Schultern, Ellbogen und Handgelenke. Bewegen Sie Ihren Arm zurück auf die unteren Rippen und strecken Sie dann Ihren anderen Arm zur Seite aus.*

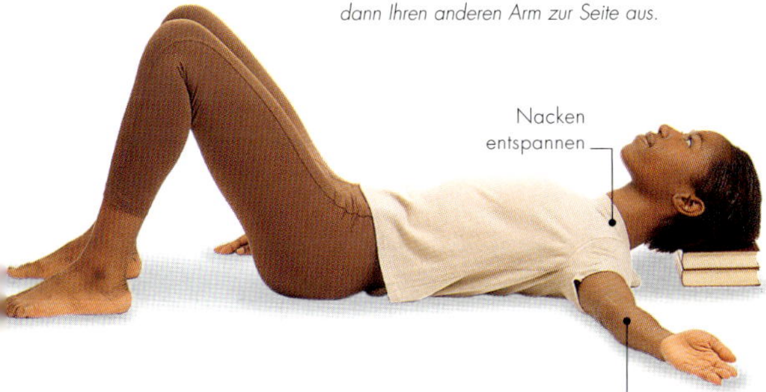

Nacken entspannen

Versteifen Sie Schultern, Ellbogen oder Handgelenke nicht

3 *Stellen Sie sich vor Ihre Finger weit in den Raum auszustrecken um die Ausbreitung Ihres oberen Brustbereichs zu ermöglichen.*

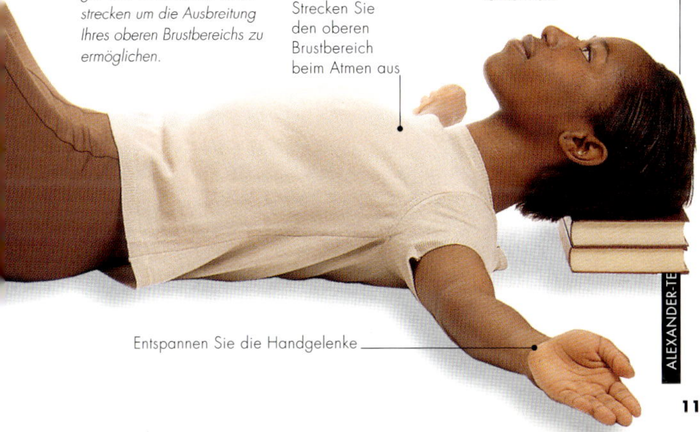

Strecken Sie den oberen Brustbereich beim Atmen aus

Entspannen Sie die Handgelenke

ALEXANDER-TE

Ihren Körper auf allen Vieren stützen

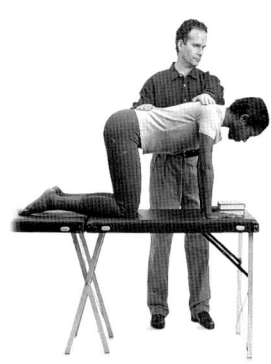

Krabbeln

Der Lehrer lässt den Kopf sanft nach vorne führen, während der Rücken flach und ausgestreckt bleibt.

Krabbeln ist eines unserer frühen Entwicklungsstadien. Als Kind lernen wir, unseren Körper auf allen Vieren zu stützen, entwickeln die subtile Stärke und den Sinn für Balance, die für aufrechtes Stehen und anmutiges Bewegen erforderlich sind. Das fördert den richtigen Einsatz der Haltungsmuskeln und erweckt die Unterstützung der

Wirbelsäule auf eine Weise, die dem Kind die Sicherheit verleiht auf zwei Beinen stehen zu können. Dadurch ergibt sich ein erweitertes Blickfeld und die Arme sind frei, wodurch Fertigkeiten mit der Hand erlernt werden können.

Zurück zu den Anfängen

Das Ziel der Krabbel-Position ist es erneut die Möglichkeiten der Stützung Ihres Kopfes und Körpers mit minimaler Muskelanstrengung zu erforschen und das Ausstrecken Ihrer Wirbelsäule zu ermöglichen. Wenn Sie in der Halbrückenlage liegen, wird Ihr Kopf auf eine Weise gestützt, die ihn zu einer Verlängerung der Wirbelsäule macht. Die Wirbelsäule dehnt sich und die Körperfront wird entspannt und offen. Wenn Sie sich in die Krabbel-Position rollen, werden Sie bemerken, dass Ihr Kopf zu sinken beginnt. Um das zu vermeiden werden Sie wahrscheinlich Ihren Nacken anspannen und Ihren Atem anhalten. Die Krabbel-Übung hilft Ihnen wahrzunehmen, welche Muskeln Sie überstrapazieren, wodurch Sie Ihre angeborene Leichtigkeit und Freiheit in der Bewegung beeinträchtigen.

Bewusst machen

1. Verspannen Sie Nacken und Rücken nicht
2. Kopf nach vorne neigen
3. Hände unter den Schultern
4. Knie unter den Hüften
5. Rücken gerade halten

Subtile Stärke
Wir sind darauf ausgerichtet uns selbst auf allen Vieren mit Leichtigkeit und Anmut zu stützen.

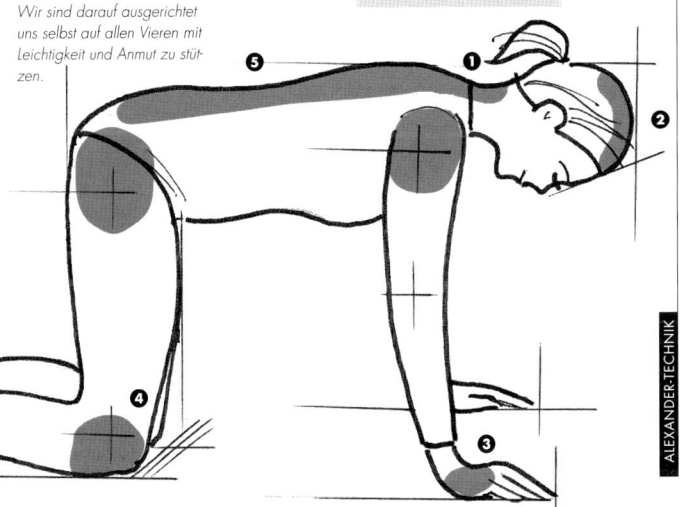

KRABBELN

Wenn Sie die Krabbel-Position einnehmen, stellen Sie Ihre Knie in hüftbreite und Ihre Hände in schulterweite auseinander. Sie wollen sich nicht selbst aufrecht halten oder nach unten sinken. Lassen Sie Ihren Rücken lange und flach und krümmen Sie die Vorderseite Ihres Körpers nicht. Nach einer Weile beginnen sich Nacken, oberer Rückenbereich, Brust, Bizeps und Bauch anzuspannen. Gehen Sie zurück in die Halbrückenlage, gestützt von den neun gewichtstragenden Punkten, und die Bereiche, die überstrapaziert wurden, werden sich entspannen.

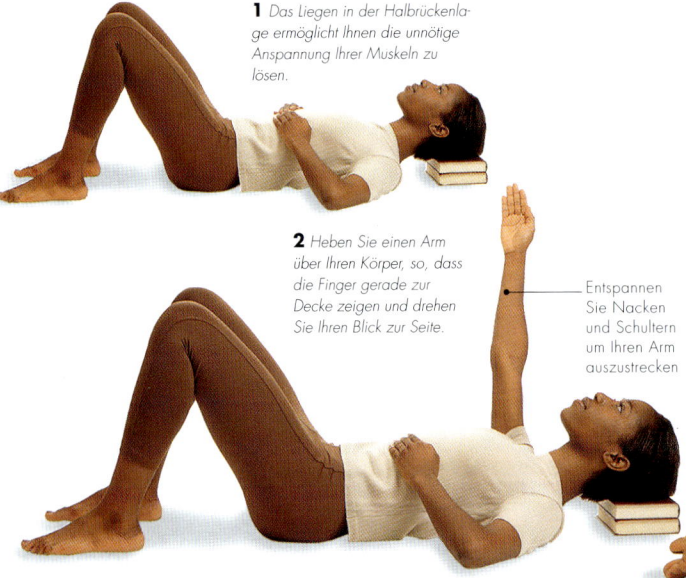

1 *Das Liegen in der Halbrückenlage ermöglicht Ihnen die unnötige Anspannung Ihrer Muskeln zu lösen.*

2 *Heben Sie einen Arm über Ihren Körper, so, dass die Finger gerade zur Decke zeigen und drehen Sie Ihren Blick zur Seite.*

Entspannen Sie Nacken und Schultern um Ihren Arm auszustrecken

3 *Lassen Sie Ihre Augen den Kopf und Ihre Arme den Körper führen, wenn Sie sich auf die Seite drehen und dann bewegen Sie sich in die Krabbel-Position.*

Entspannen Sie Ihren Nacken während Ihre Augen den Kopf führen

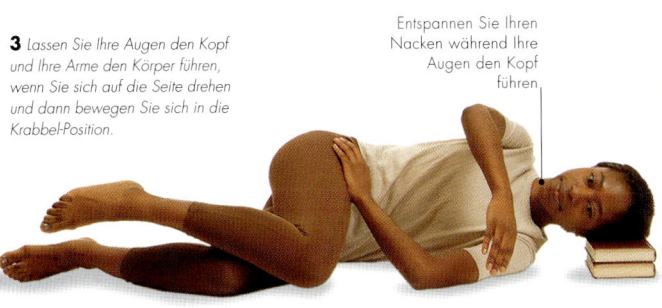

4 *Mit einem Glied an jeder Ecke ist Ihr Körpergewicht gleichmäßig auf Beine und Arme verteilt. Es ist wichtig Ihr Gewicht leicht zwischen diesen vier Bereichen auszugleichen. Wenn Sie diese Position nicht mehr effektiv halten können, rollen Sie sich zurück in die Position der Halbbrückenlage.*

Wirbelsäule streckt sich

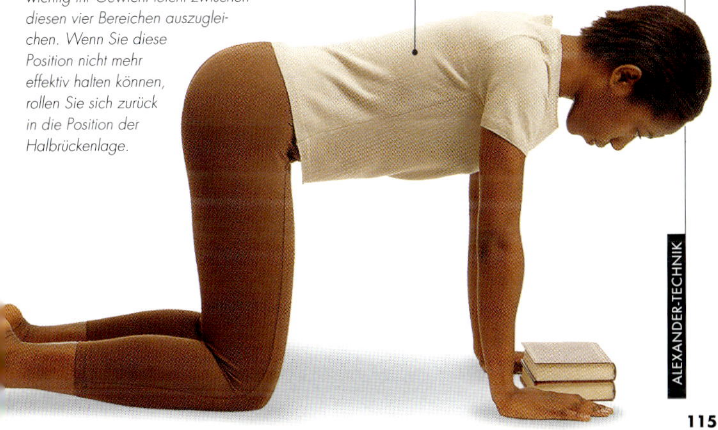

Alltägliche Bewegungen

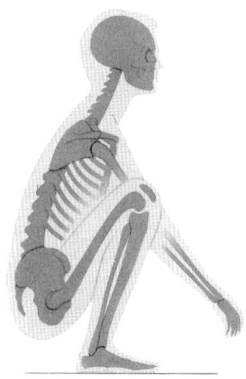

In der Hocke

Bevor Stühle erfunden wurden, war das die natürliche Art zu sitzen. In manchen Kulturen ist es heute noch üblich.

Indem Sie konstruktive Ruhephasen üben, haben Sie begonnen Bereiche Ihres Selbst zu erforschen, die ein elementarer Teil Ihrer Funktionsweise als Mensch sind. Ständige Wiederholung ermöglicht Ihnen Ihren Geist und Körper bewusster einzusetzen, um sich den Aktivitäten des Lebens zu widmen. Das erste was Ihnen auffallen wird, ist der Vorgang des Innehaltens und Ruhens vor einer Aktivität. Das ist die Grundlage der Veränderung und Entwicklung durch die Alexander-Technik. Es ist ein praktisches Gegenmittel für Ihre Tendenz auf Reize überzureagieren. Vielleicht fanden Sie es schwierig still zu liegen und waren frustriert, weil Resultate nicht schnell genug erzielt wurden. Dadurch sind Sie genaue jenen Impulsen begegnet, die Sie dazu bringen, gegen sich Selbst zu arbeiten.

Klarheit

Während Ihrer Arbeit an konstruktiven Ruhephasen werden Sie grundlegende haltungsbezogene Veränderungen bemerken. Diese ermöglichen Ihnen eine Rückkehr zur natürlichen Form und sind wertvoll für die Gesundheit. Wenn Sie sich am Abend hinlegen, bietet das eine ausgezeichnete Erholung am Ende eines Tages. Sie können Ihren Kopf von dem Durcheinander befreien, dass sich über den Tag angesammelt hat und wieder klare Gedanken fassen.

Einheit Körper-Geist

Um die Alexander-Technik auf Ihre täglichen Aktivitäten anzuwenden, müssen
Sie die Fertigkeiten des Innehaltens und
der Anweisung entwickeln. Alltägliche
Aktivitäten umfassen verschiedenste
Bewegungsabläufe. Es ist wahrscheinlich,
dass Sie auf den Reiz eine Handlung
auszuführen überreagieren und dadurch
wird Ihr Körper verkürzt und eingeengt
und Ihre Atmung eingeschränkt. Was Sie
aber tatsächlich brauchen, ist die Inten-
tion innezuhalten und sich Selbst die Zeit
zu geben, um sich zur vollen Größe vor,
während und nach jeder Aktivität auszustrecken. Die Alexander-Technik unterstützt
eine Körper-Geist-Initiative, die es Ihnen
ermöglicht, den Anforderungen eines
geschäftigen Lebens entgegenzutreten,
wobei Sie jede Tendenz der Überreaktion und Überstrapazierung wahrnehmen.
Um sich Selbst zu helfen die Prinzipien
zu erlernen und auf einfache alltägliche
Aufgaben anzuwenden, nehmen Sie
Kontakt mit einem regionalen Alexander-
Lehrer auf. Es geht nicht darum was Sie
tun, sondern wie Sie es tun.

DYNAMISCHES BEUGEN

Viel Zeit unseres Tages verbringen wir in gebeugter Haltung. Viele Aktivitäten können wir nicht mehr ausführen, wenn wir diese Fähigkeit verlieren. Die meisten Verletzungen, die durch Beugen verursacht werden, treten als Resultat von gewöhnlichen Bewegungen auf: „Ich hab mich im Garten vorgebeugt um ein Unkraut rauszureißen", oder „Ich hatte gerade den Karton aufgehoben". Das Problem tritt auf, weil wir nicht wirklich darauf achten wie wir uns vorbeugen. Der folgende Abschnitt beschäftigt sich mit den besten Mitteln, um eine optimale Funktion der Knochen, Gelenke und Muskeln zu erreichen. Erinnern Sie sich daran, dass diese Arbeitsabläufe Gelegenheiten zum Innehalten und der Anweisung bieten.

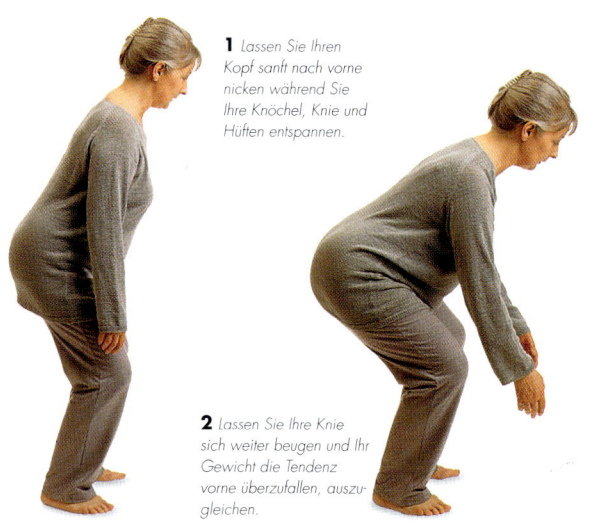

1 *Lassen Sie Ihren Kopf sanft nach vorne nicken während Sie Ihre Knöchel, Knie und Hüften entspannen.*

2 *Lassen Sie Ihre Knie sich weiter beugen und Ihr Gewicht die Tendenz vorne überzufallen, auszugleichen.*

3 *Lassen Sie Ihre Arme frei von den Schultern weg hängen und denken Sie daran Ihren Atem nicht anzuhalten, wenn Sie sich Richtung Boden beugen. Dynamisches Beugen fördert die zweiseitige Dehnungen Ihres Körpers.*

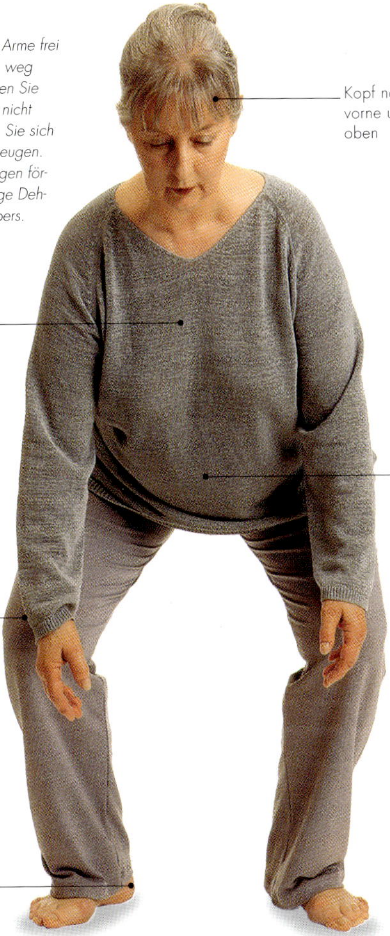

Kopf nach vorne und oben

Vermeiden Sie es vorne abzusacken

Becken entspannt sich nach hinten

Knie können sich frei nach vorne bewegen

Fersen senken sich nach unten

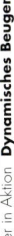
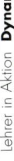

Lernen sich Vorzubeugen

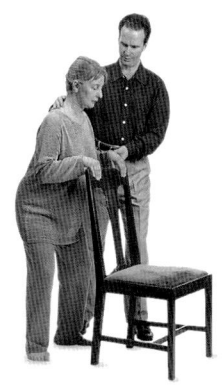

**Hände auf der Rückenlehne
des Stuhls**
*Dieser Vorgang fördert die zweiseitige
Dehnung Ihres Körpers und führt zu
einem stärkeren Muskeltonus.*

Ihr Lehrer hilft Ihnen in einer Alexander-Einheit zu verstehen, was passiert, wenn Sie sich bewegen. Damit irgendeine Art der Bewegung stattfinden kann, müssen Ihre Gelenke fähig sein, sich zu biegen. Knöchel, Knie, Hüften und Nacken müssen beweglich sein. Ohne Gelenke könnten Sie sich überhaupt nicht bewegen und Ihr Körper wäre steif. Eine andere Art des Vorbeugens zu erlernen, spielt eine entscheidende Rolle in der Umschulung Ihrer Muskulatur.

Ausbalancieren

Bevor Sie sich vorbeugen, stellen Sie Ihre Füße ein wenig weiter auseinander als für gewöhnlich. Blockieren Sie Ihre Tendenz sich zu sehr vorzubereiten und geben Sie Ihre Anweisungen. Lassen Sie Ihren Kopf sanft nach vorne nicken, wodurch Ihre Wirbelsäule die Möglichkeit erhält sich in beide Richtungen auszudehnen. Wenn Ihr Kopf sich nach vorne bewegt, wirkt er als Gegengewicht zu Ihrem Körpergewicht, welches sich durch das Beugen Ihrer Knie und Knöchel nach hinten bewegt.

Das Vorbeugen sollte bedacht und fließend sein, der Kopf geneigt, der Rücken geht nach hinten und die Knie nach vorne. Vermeiden Sie eine gekrümmte Haltung und Anhalten des Atems. Ihre Arme sollten frei an Ihren Seiten hängen. Wenn Sie sich nach vorne bewegen, bewegen sich auch Ihre Arme, wodurch Sie für jede Aufgabe vorbereitet sind.

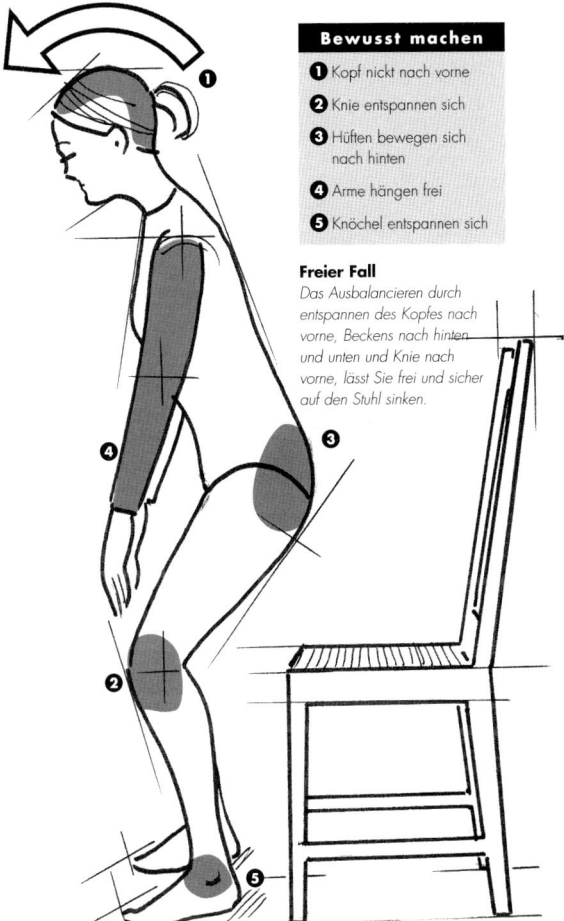

Bewusst machen

❶ Kopf nickt nach vorne

❷ Knie entspannen sich

❸ Hüften bewegen sich nach hinten

❹ Arme hängen frei

❺ Knöchel entspannen sich

Freier Fall

Das Ausbalancieren durch entspannen des Kopfes nach vorne, Beckens nach hinten und unten und Knie nach vorne, lässt Sie frei und sicher auf den Stuhl sinken.

HÄNDE AUF DEM STUHL

Dies ist hilfreich, um die Rückenmuskeln und freies Atmen während der Durchführung einer bestimmten Aktivität zu koordinieren. Beugen Sie sich vor und legen Sie Ihre Hände mit den Flächen nach oben auf die Rückenlehne eines Stuhls. Drehen Sie dann Ihre Hände um und umfassen Sie locker die Rückenlehne des Stuhls, wobei Ihre Finger und Daumen direkt nach unten zeigen. Versuchen Sie Ihre Handgelenke entspannt und Ihre Unterarme parallel zum Boden zu halten. Wenn Ihre oberen Glieder entspannt sind, beginnt Ihre Rückenmuskulatur den Großteil der Arbeit zu übernehmen. Ihr Körpergewicht kann als Gegengewicht eingesetzt werden, wodurch Sie eine Dehnung ausgehend von den Händen ermöglichen – bezeichnet als „zu den Ellbogen ziehen". Dadurch wird Ihre Tendenz den Stuhl zu umgreifen verhindert.

1 *Lassen Sie sich in die vorgebeugte Position sinken. Entspannen Sie Ihren Nacken und lassen Sie Ihre Hände an Ihren Seiten hängen. Heben Sie Ihre Arme einen nach dem anderen und legen Sie Ihre Hände mit der Handfläche nach oben auf die Rückenlehne des Stuhls. Lassen Sie das Gewicht Ihrer Hände fallen und öffnen Sie Ihre Brust.*

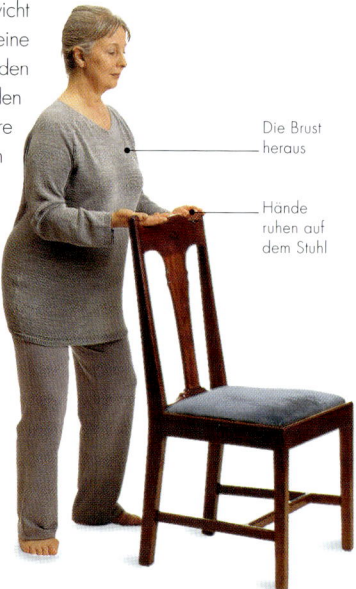

Die Brust heraus

Hände ruhen auf dem Stuhl

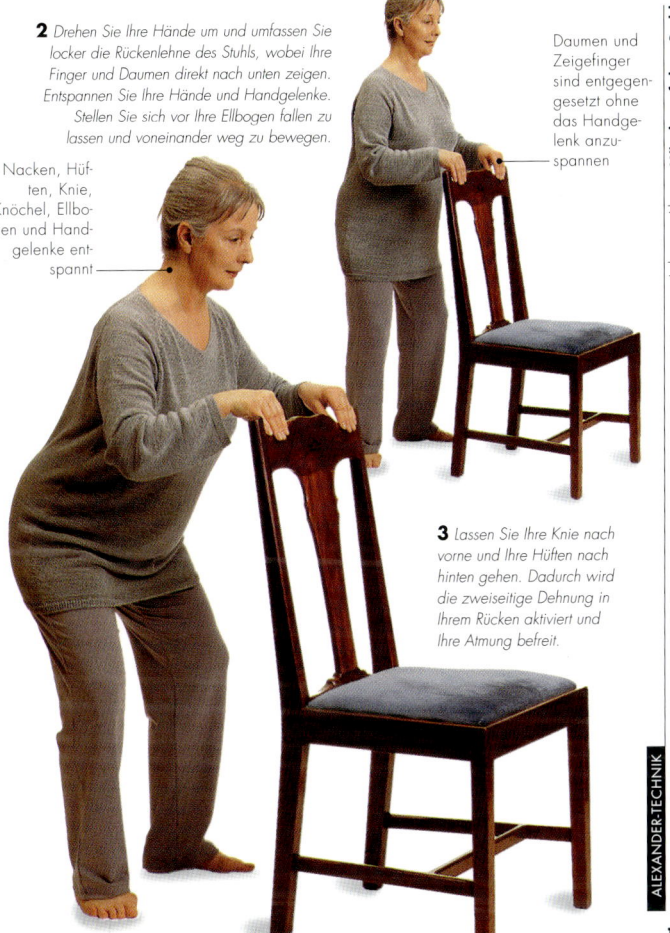

2 *Drehen Sie Ihre Hände um und umfassen Sie locker die Rückenlehne des Stuhls, wobei Ihre Finger und Daumen direkt nach unten zeigen. Entspannen Sie Ihre Hände und Handgelenke. Stellen Sie sich vor Ihre Ellbogen fallen zu lassen und voneinander weg zu bewegen.*

Daumen und Zeigefinger sind entgegengesetzt ohne das Handgelenk anzuspannen

Nacken, Hüften, Knie, Knöchel, Ellbogen und Handgelenke entspannt

3 *Lassen Sie Ihre Knie nach vorne und Ihre Hüften nach hinten gehen. Dadurch wird die zweiseitige Dehnung in Ihrem Rücken aktiviert und Ihre Atmung befreit.*

Den Rücken Öffnen

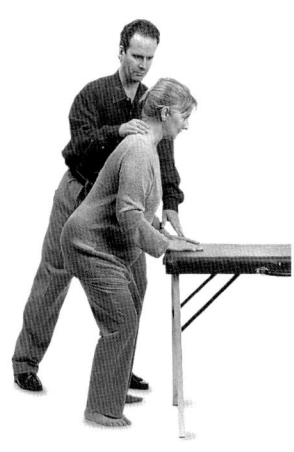

Selbsthilfe
Der Lehrer hilft Ihnen zu lernen wie Sie Ihre Hände auf einer flachen Oberfläche einsetzen und Ihr Gewicht ausbalancieren.

Künstler und Architekten verwenden speziell entwickelte Geräte für ihre Arbeit, aber die meisten von uns müssen auf einer zu niedrigen Oberfläche arbeiten, die uns vorbeugen lässt. Unweigerlich beginnt die gekrümmte Haltung, die wir uns aneignen, Probleme zu verursachen.

Vernünftiges Vorbeugen

Indem Sie darauf achten wie Sie sich vorbeugen – lassen Sie Ihren Kopf nach vorne nicken, Ihre Hüften nach hinten und Ihre Knie nach vorne und zur Seite gehen – erzeugen Sie einen guten Tonus in Ihren Muskeln. Wenn Sie die zweiseitige Dehnung von Rücken und Beinen entwickeln, können Sie eine energetische Haltung mit minimaler Strapazierung Ihrer Gelenke erreichen. Ihre Unterarme sind auf eine bewegliche und entspannte Weise einsetzbar, die Ihren Rücken gestreckt hält, und leichtes Atmen ermöglicht.

Strecken Sie Ihre Hände auf einer flachen Oberfläche aus und verlagern Sie sanft das Gewicht auf sie. Schaukeln Sie nach hinten auf Ihre Fersen und spüren Sie die Freiheit Ihrer Schultern und des Brustbereichs. Ihr Körper bewegt sich zwischen Ihren Armen nach vorne und Ihre langen Haltungsrückenmuskeln strecken sich Richtung Kopf und Richtung Hüfte. Das Entgegenziehen Ihrer Muskeln ermöglicht eine verlängerte vorgebeugte Haltung.

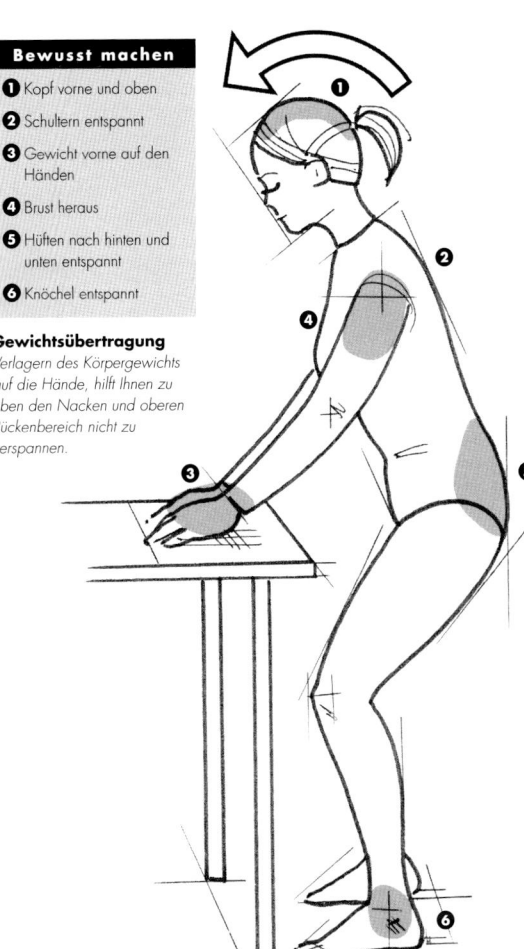

Bewusst machen

1. Kopf vorne und oben
2. Schultern entspannt
3. Gewicht vorne auf den Händen
4. Brust heraus
5. Hüften nach hinten und unten entspannt
6. Knöchel entspannt

Gewichtsübertragung

Verlagern des Körpergewichts auf die Hände, hilft Ihnen zu üben den Nacken und oberen Rückenbereich nicht zu verspannen.

IHR GEWICHT TRAGEN

Es ist hilfreich sich einen Moment Zeit zu nehmen, um zu überlegen wie Sie sich über das Bügelbrett, die Arbeitsbank, das Abwaschbecken oder den Automotor beugen. Wenn Sie Ihre Hände in einer dieser Aktivitäten benutzen, überanstrengen Sie sich normalerweise und setzen Ihre Nacken- und Schultermuskeln übermäßig ein. Das Üben des folgenden Ablaufs, lässt Ihre oberen Gliedmaßen als gewichtstragend fungieren. Dadurch vermeiden Sie eine Überarbeitung der Muskeln Ihrer Schultern und Ihres oberen Rückenbereichs. Wenn Sie Ihr Gewicht nach vorne auf Ihre Hände verlagern, helfen Sie Ihre Handgelenke entspannt zu halten und einige der schweren Greifbewegungen, die Sie während der Arbeit mit Ihren Händen in der vorgebeugten Haltung oft machen, zu unterlassen.

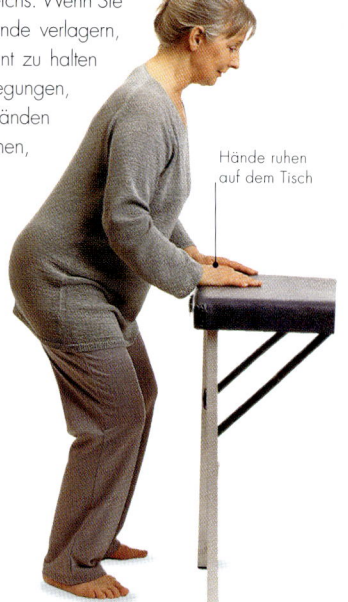

1 *Lassen Sie sich in die vorge-beugte Position sinken. Entspannen Sie Ihren Nacken und legen Sie Ihre Hände auf die Oberfläche vor Ihnen. Lassen Sie das Gewicht Ihrer Arme fallen und öffnen Sie die Brust.*

Hände ruhen
auf dem Tisch

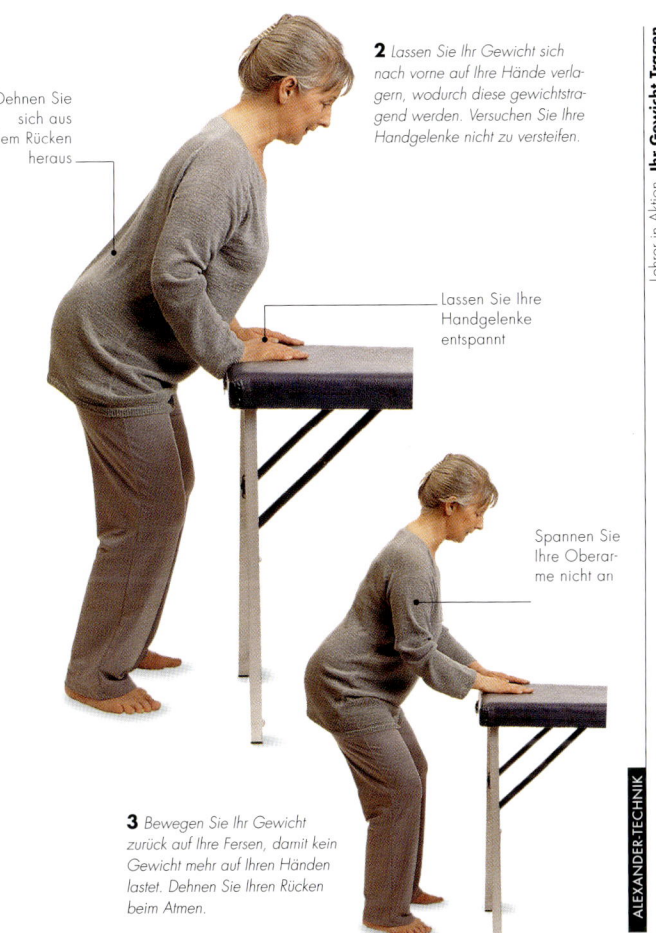

Dehnen Sie sich aus dem Rücken heraus

2 *Lassen Sie Ihr Gewicht sich nach vorne auf Ihre Hände verlagern, wodurch diese gewichtstragend werden. Versuchen Sie Ihre Handgelenke nicht zu versteifen.*

Lassen Sie Ihre Handgelenke entspannt

Spannen Sie Ihre Oberarme nicht an

3 *Bewegen Sie Ihr Gewicht zurück auf Ihre Fersen, damit kein Gewicht mehr auf Ihren Händen lastet. Dehnen Sie Ihren Rücken beim Atmen.*

Die Vorteile der Hocke

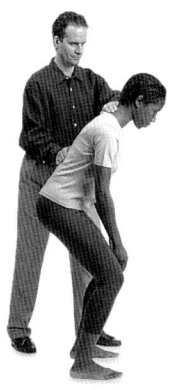

Nützliche Dehnung

Wenn Sie Ihre Knie und Knöchel vollständig abgebogen halten können, werden sowohl ihre langen Rückenmuskel als auch Ihre Beinmuskel vorteilhaft gedehnt. Dadurch werden auch Ihre inneren Organe angeregt und es hilft Ihrer Verdauung. Ihr Lehrer der Alexander-Technik hilft Ihnen, diese nützliche Fähigkeit wiederzuentdecken und langsam in die Hocke zu gehen.

Sitzen ohne Stuhl
*Mit der Hilfe Ihres Lehrers wird dieser
Ablauf leichter sowie Ihre Knie, Hüften und
Knöchel biegsamer werden.*

Zeit zu Entspannen

Am Beginn scheint es Ihnen vielleicht, dass Sie niemals in der Lage sein werden, Ihre Fersen flach auf dem Boden zu lassen, während Sie bis zum Boden sinken, aber mit Unterstützung werden Sie langsam eine entspannte Dehnung in Ihrem Körper erhalten. Vergessen Sie nicht Ihren Nacken zu entspannen und Ihren Kopf leicht nach vorne nicken zu lassen, damit die diagonale Linie zwischen Kopf, Nacken und Rücken erhalten bleibt. Halten Sie Ihren Atem nicht an und überschätzen Sie die Schwierigkeit der Bewegung nicht.

Kleine Kinder bewegen sich ohne Probleme vom Stehen zur Hocke. Sie sehen etwas, das sie aufheben wollen und in kürze sind sie unten am Boden und schon wieder oben. Sie könnten hier natürlich einwenden, dass sie näher am Boden sind und daher ist es leichter für sie, aber in die Hocke gehen ist ein wichtiger Ablauf, den Sie nicht verlernen sollten.

Bewusst machen

❶ Kopf vorne

❷ Hüften hinten und unten

❸ Fersen auf dem Boden (wenn möglich)

❹ Rücken gestreckt

❺ Arme frei hängen lassen oder als Stütze einsetzen

Entspannte Dehnung

In die Hocke gehen ist eine angenehme Aktivität. Es erzeugt eine Dehnung im ganzen Körper.

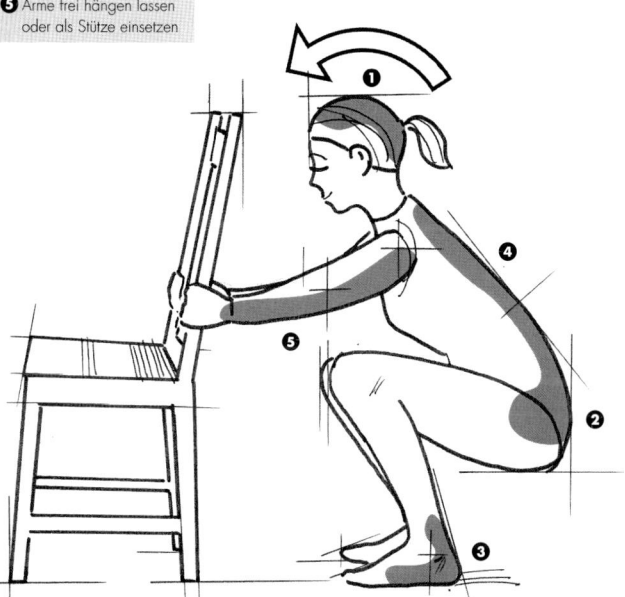

DIE HOCKE

Folgen Sie diesen einfachen Schritten: Kopf nach vorne, Hüfte nach hinten und Knie nach vorne, und beugen Sie sich weit wie möglich nach unten. Wenn Sie wirklich versuchen wollen bis zum Boden zu kommen, halten Sie sich an etwas unbeweglichen fest, wie einem Geländer, und balancieren Sie sich selbst durch diesen verlässlichen Ankerpunkt aus. Wiederholen Sie diese Übung nicht zu oft, versuchen Sie nicht weiter nach unten zu gehen als Sie können und vergessen Sie nicht, dass das Endresultat mindestens genauso wichtig ist wie der Anfang. Wenn Sie zu einer aufrechten Position zurückkehren wollen, müssen Sie Ihren Kopf nach vorne und oben bringen und achten Sie darauf nicht den Atem anzuhalten oder mit Ihren Armen nachzuhelfen.

1 *Stellen Sie Ihre Füße ein wenig weiter auseinander als hüftbreit. Bevor Sie sich Richtung Boden bewegen, unterbrechen Sie kurz um Ihren Nacken zu entspannen, damit sich Ihre Wirbelsäule strecken kann.*

2 *Beginnen Sie sich Richtung Boden senken, indem Sie Ihren Kopf nach vorne neigen, Ihr Becken nach unten fallen und Ihre Knie nach vorne kommen lassen.*

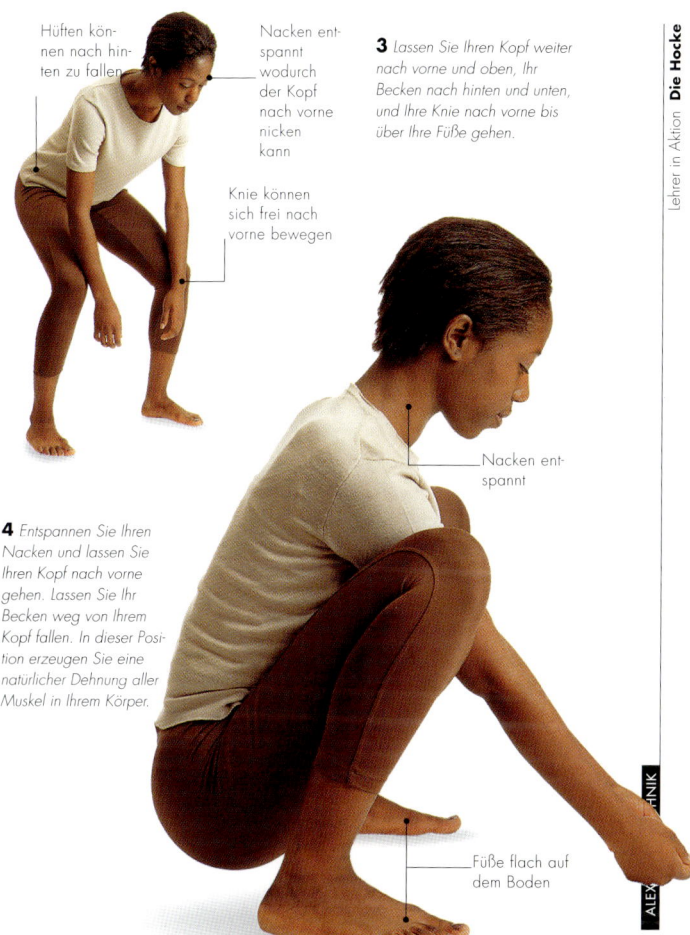

Hüften können nach hinten zu fallen

Nacken entspannt wodurch der Kopf nach vorne nicken kann

Knie können sich frei nach vorne bewegen

3 *Lassen Sie Ihren Kopf weiter nach vorne und oben, Ihr Becken nach hinten und unten, und Ihre Knie nach vorne bis über Ihre Füße gehen.*

Nacken entspannt

4 *Entspannen Sie Ihren Nacken und lassen Sie Ihren Kopf nach vorne gehen. Lassen Sie Ihr Becken weg von Ihrem Kopf fallen. In dieser Position erzeugen Sie eine natürlicher Dehnung aller Muskel in Ihrem Körper.*

Füße flach auf dem Boden

ALEXANDERTECHNIK

131

Effizientes Beugen beim Heben und Tragen

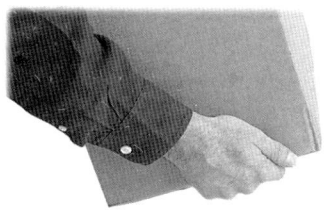

Heben leichtgemacht
Es ist möglich etwas zu heben, ohne übertriebene Anspannungen in Händen, Handgelenken und Armen zu erzeugen.

Wenn Sie etwas heben und tragen müssen, sind Sie mit zwei getrennten Problemen konfrontiert: das Gewicht des Gegenstands und Halten der Balance während der Bewegung. In einigen Kulturen balancieren Frauen enorme Gewichte auf Ihren Köpfen und bewegen sich trotzdem frei und mühelos.

Einsetzen des Körpergewichts

Im Abschnitt über Vorbeugen, haben Sie gelernt Ihren Körper als Gegengewicht einzusetzen. Wenn Sie etwas aufheben wollen, müssen Sie sich versichern, dass die Distanz, die Sie zurückgehen, dem Gewicht, dass Sie aufheben wollen, entspricht. Sie neigen vermutlich dazu, sich mit der Vorderseite Ihres Körpers vorzubeugen, Ihren Atem anzuhalten und Ihre Arme zu versteifen.

Beinarbeit

Weil die Muskeln in Ihren Oberschenkeln sehr stark sind, neigen Sie dazu sich überzustrapazieren. Sie sollten Ihre Rückenmuskeln und Ihr tatsächliches Körpergewicht frei einsetzen. Testen Sie das Gewicht des Gegenstands, den Sie aufheben wollen, damit Sie nicht zielfixiert oder übermäßig vorbereitet beginnen, nur weil Sie das erforderliche Gewicht und die Anstrengung falsch eingeschätzt haben. Wenn Sie ein Lebewesen heben müssen, wird eine andere Art von Reizen hervorgerufen. Diese sind oft mit Angst verknüpft, wie das Baby fallen zu lassen, oder von einer Schlange gebissen zu werden.

Denken Sie bevor Sie handeln

Bevor Sie nach unten gehen um etwas aufzuheben, entspannen Sie Ihren Nacken und geben Sie Ihre Anweisungen, um die gesamte Körpermuskulatur zu strecken.

Bewusst machen

❶ Nacken entspannt

❷ Kopf vorne und oben

❸ Ausatmen

❹ Knie beugen

❺ Eigenes Gewicht als Gegengewicht nach hinten verlagern

ANGEWANDTES INNEHALTEN

Wenn Sie etwas aufheben müssen, denken Sie an die Bedeutung „Nein" zu sagen bevor Sie beginnen. Wenn Sie sich mit einem Reiz konfrontiert sehen, mit dem Sie nicht umzugehen wissen, müssen Sie zu Ihren Anweisungen zurückgehen. Vielleicht ist der Koffer zu schwer oder der Topf zu heiß – ihre erste Reaktion wird sein sich anzuspannen und den Atem anzuhalten. Genau das müssen Sie zunächst ändern. Danach können Sie sich Ihren Anweisungen und Ihrer Atmung widmen und überprüfen, ob Sie sich nicht übermäßig vorbereitet haben und zu viel Anstrengung in Ihren Muskeln erzeugt haben, besonders jenen im Nacken, den Schultern und Händen. Nehmen Sie sich einen Moment Zeit, um Ihre Finger Richtung Boden auszustrecken bevor Sie sich vorbeugen, um einen Gegenstand aufzuheben. Wenn Sie schwere Lasten tragen, machen Sie häufig eine Pause und denken Sie daran, das Gewicht von Seite zu Seite zu verlagern. Besser als das Gewicht auf einer Seite Ihres Körpers zu tragen wäre ein Rucksack.

1 *Bevor Sie etwas aufheben, nehmen Sie sich einen Moment Zeit und überspannen Sie Nacken, Arme, Schultern und Beine nicht. Dadurch ist ihr Körper in der Lage ausgleichende Bewegungen zuzulassen.*

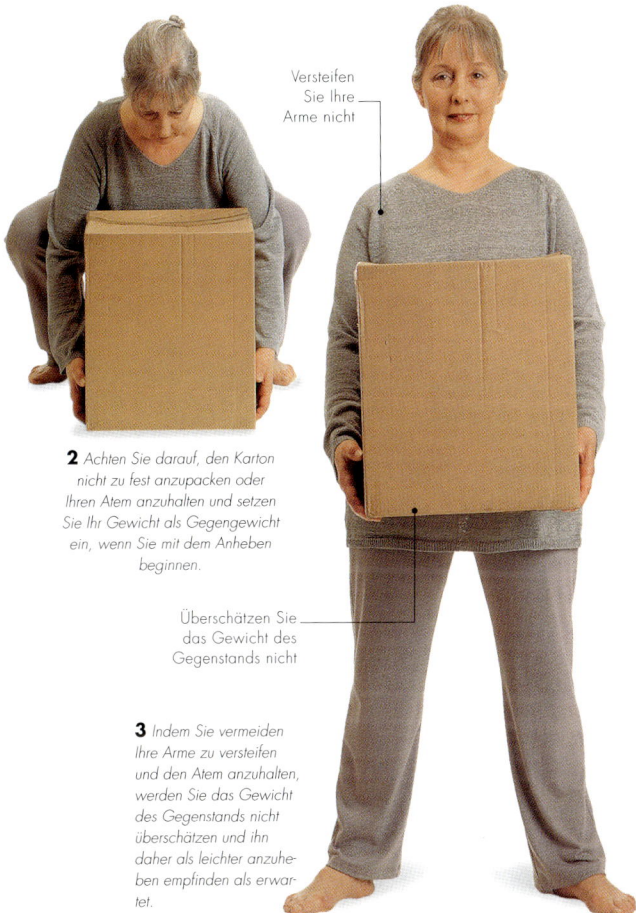

Versteifen
Sie Ihre
Arme nicht

2 *Achten Sie darauf, den Karton nicht zu fest anzupacken oder Ihren Atem anzuhalten und setzen Sie Ihr Gewicht als Gegengewicht ein, wenn Sie mit dem Anheben beginnen.*

Überschätzen Sie
das Gewicht des
Gegenstands nicht

3 *Indem Sie vermeiden Ihre Arme zu versteifen und den Atem anzuhalten, werden Sie das Gewicht des Gegenstands nicht überschätzen und ihn daher als leichter anzuheben empfinden als erwartet.*

Der Kreuzmuster-Reflex

die Bewegung vierbeiniger Tiere wieder, welche einem Muster folgt in dem sich der Kopf und die Wirbelsäule auf derselben horizontalen Ebene bewegen.

Einwirkung auf die Entwicklung

In dieser Phase beginnt sich einer der wesentlichen Reflexe zu entwickeln: der Kreuzmuster-Reflex. Wenn sich das rechte Knie nach vorne bewegt, geht die linke Hand mit, was dann auf der gegenüberliegenden Diagonale wiederholt wird. Das links-rechts, rechts-links Muster hat eine elementare Auswirkung auf die Entwicklung der Koordination. Aktuelle Forschungsergebnisse belegen, dass Krabbeln sogar den Erwerb der Auffassungsgabe, Worterkennung und des Lesens beeinflusst. Wenn ein Baby diese Phase überspringt und vielleicht ein „Poporutscher" ist, könnten nachfolgend Leseschwierigkeiten auftreten. Babies verbringen Stunden damit, das Krabbeln zu üben und das sollte auch gefördert werden.

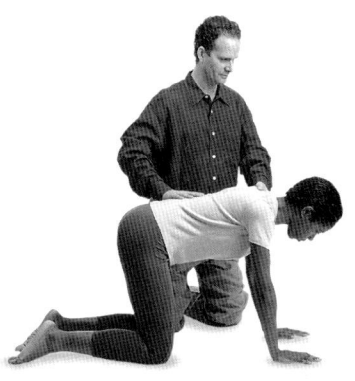

Krabbel-Position

Ihr Lehrer hilft Ihnen dabei das entgegenwirkende Ziehen der langen Muskeln in Ihrem Rücken aufrecht zu erhalten, indem er Ihren Kopf nach vorne und Ihre Hüften nach hinten gehen lässt.

Wenn Babies ihre ersten Bewegungen vorwärts machen, beginnen sie sich auf dem Bauch in die Richtung zu schlängeln, aus der ihre Aufmerksamkeit erregt wird. Schon bald sind sie in der Lage ihre Knie unter den Körper zu bringen, sich mit den Händen abzustützen und sich ihrem gewünschten Ziel viel schneller zu nähern. In dieser Position spiegelt sich

Bewusst machen

❶ Heben Sie den Kopf nicht an

❷ Verspannen Sie sich nicht vorne

❸ Strecken Sie den Rücken aus

❹ Verlagern Sie das gesamte Gewicht auf alle vier Glieder

Ein elementares Muster

Krabbeln ist ein nützlicher Vorgang zur Koordination von Bewegung.

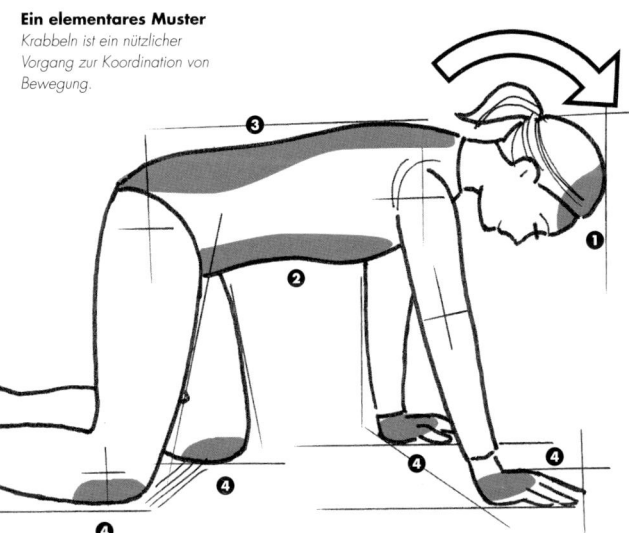

DIE KRABBELBEWEGUNG

Für Babies ist Krabbeln die natürliche Fortbewegungsmethode bevor sie zu gehen lernen. Auch Sie können von der Rückkehr zum elementaren Ablauf auf allen Vieren profitieren und sich vorwärts bewegen indem Ihr Kopf den Körper führt. Wenn Sie die Krabbelposition einnehmen, kommen die Arme wieder als Vorderbeine zum Einsatz. Die Bewegung von links nach rechts und rechts nach links begründet den Kreuzmuster-Reflex. Ein guter, ausgeglichener Rhythmus beim Krabbeln hilft Ihrer Koordination. Achten Sie darauf Ihren Rücken nicht absinken zu lassen und vorne nicht abzusacken.

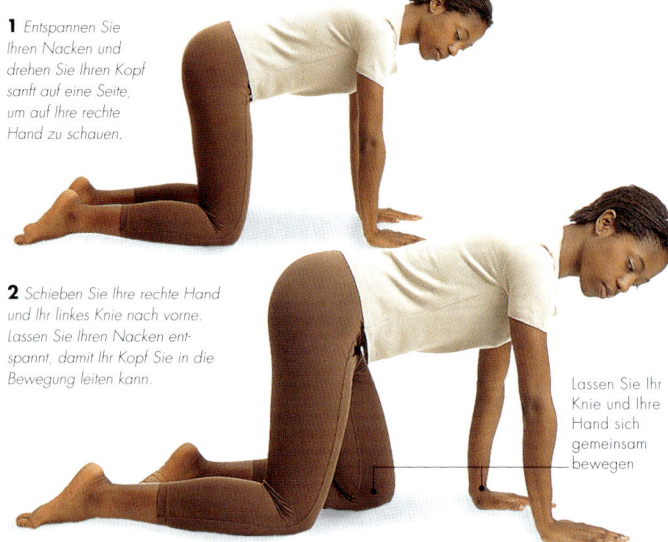

1 *Entspannen Sie Ihren Nacken und drehen Sie Ihren Kopf sanft auf eine Seite, um auf Ihre rechte Hand zu schauen.*

2 *Schieben Sie Ihre rechte Hand und Ihr linkes Knie nach vorne. Lassen Sie Ihren Nacken entspannt, damit Ihr Kopf Sie in die Bewegung leiten kann.*

Lassen Sie Ihr Knie und Ihre Hand sich gemeinsam bewegen

Ausatmen hilft Ihnen, sich vorwärts in die Bewegung gleiten zu lassen

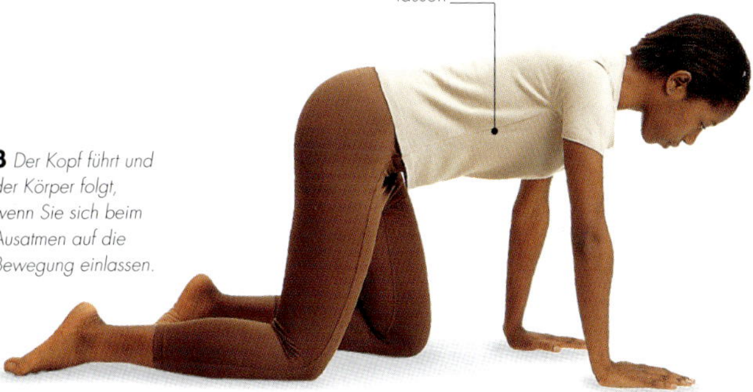

3 *Der Kopf führt und der Körper folgt, wenn Sie sich beim Ausatmen auf die Bewegung einlassen.*

Entspannen Sie Ihren Nacken, um Ihren Kopf zu drehen

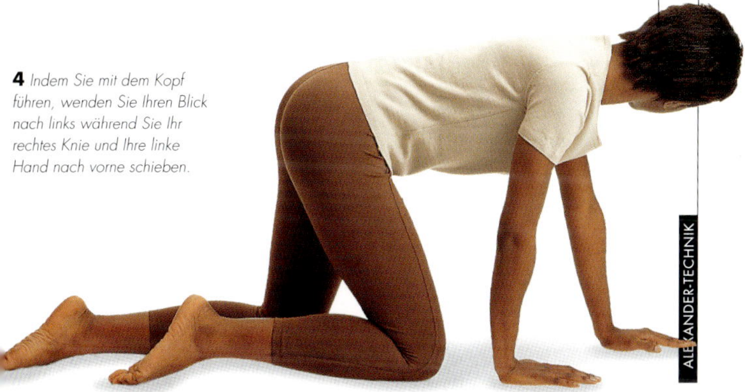

4 *Indem Sie mit dem Kopf führen, wenden Sie Ihren Blick nach links während Sie Ihr rechtes Knie und Ihre linke Hand nach vorne schieben.*

ALEXANDER-TECHNIK

Die Sternmethode und die zweiseitige Dehnung

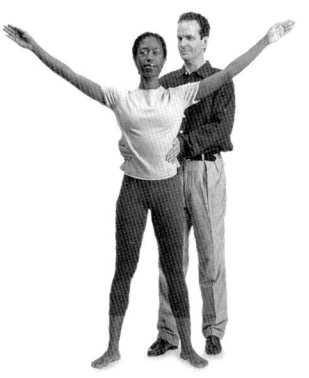

Sternerlebnis
Wenn Sie die zweiseitige Dehnung in Ihrem Körper erleben, werden Sie bemerken, dass Ihre Atmung freier und regelmäßiger wird.

Wenn sich die Bauch- und Brustmuskeln anspannen, ist es in etwa so als hätten Sie ein 8 kg Gewicht an Ihrem Nacken hängen. Weil diese Muskeln so stark sind, müssen sich die Muskeln in Ihrem Rücken anspannen, um dem Abwärtsziehen auf der Körperfront entgegenzu-

wirken und zu verhindern, dass Sie vornüber fallen. Wenn Ihr Körper überspannt wird, wenden Sie auch zu viel Anstrengung beim Heben der Arme auf. Dadurch wird es schwierig Ihre volle Reichweite zu erreichen. Durch die Menge an aufgewandter Energie wird aufrechtes Stehen zu einer ermüdenden Aktivität und das Gewicht Ihre Arme, wenn Sie diese über Ihren Kopf heben, wird schnell unerträglich schwer.

Diagonale Anweisungen

Die Sternmethode kann zu einer besseren Wahrnehmung der diagonalen Bewegungen in Ihrem Körper führen, welche die zweiseitige Dehnung ermöglichen, und Ihnen dabei helfen, mit wenig Anstrengung in Ihrer vollen Größe zu stehen und Ihre Glieder auszustrecken. Wenn Sie Ihre Arme heben, wird Ihnen auffallen, dass Sie Ihre Nacken-, Brust- und Bauchmuskeln anspannen. Wenn Sie die unnötige Anstrengung auf der Vorderseite Ihres

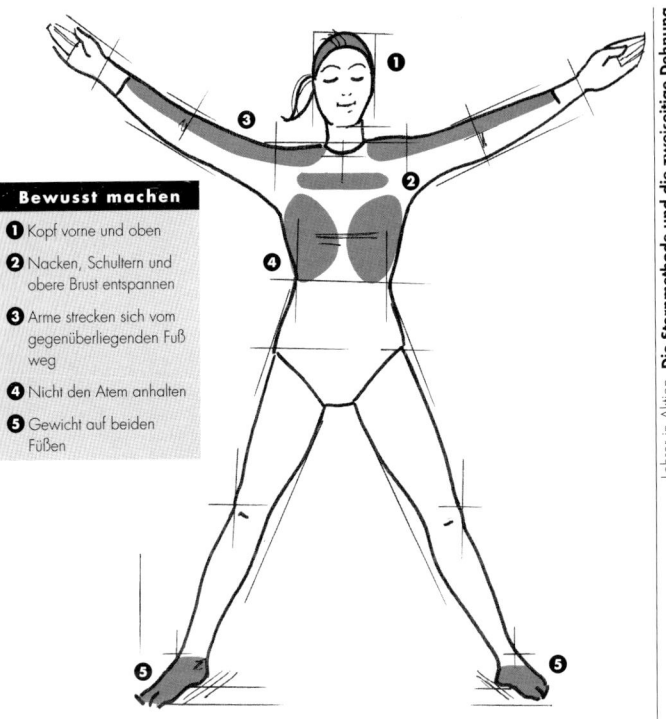

Bewusst machen

1. Kopf vorne und oben

2. Nacken, Schultern und obere Brust entspannen

3. Arme strecken sich vom gegenüberliegenden Fuß weg

4. Nicht den Atem anhalten

5. Gewicht auf beiden Füßen

Körpers lösen, wird auch weniger Anstrengung Ihrer Rückenmuskeln erforderlich. Dadurch sind Sie in der Lage die zweiseitige Dehnungsbewegung durch die Anweisung, Ihre Finger weit in den Raum zu strecken, zu steigern.

In die Bewegung freisetzen

Wenn Sie Ihre Arme heben und Ihre Hände und Füße voneinander wegbewegen, versuchen Sie Nacken und oberen Rückenbereich nicht anzuspannen.

DIE STERNMETHODE

Stellen Sie Ihre Füße ein wenig weiter als hüftbreit auseinander. Lassen Sie Ihre Arme frei an Ihren Seiten hängen und stellen Sie sicher, dass ihr Gewicht keine Verengung der Brust verursacht. Heben Sie Ihre Arme, zuerst einzeln und dann beide zusammen, indem Sie Ihre Finger weit in dem Raum hinaus strecken und stoppen Sie wenn sich Ihre Arme in einem 45° Winkel zu Ihrem Rücken ausstrecken. Stellen Sie sich vor, dass sich Ihre Arme vom oberen Rückenbereich wegbewegen und sich Ihre Beine Richtung Boden bewegen, wobei beide Gedanken zusammen die zweiseitige Dehnung in Ihrem Körper ermöglichen.

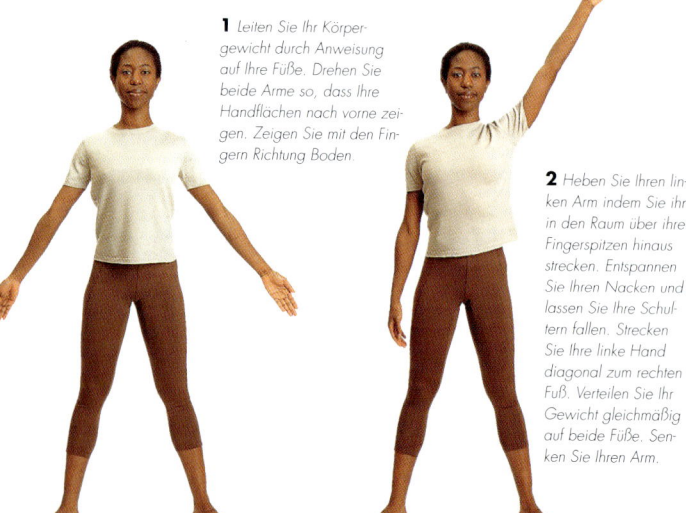

1 *Leiten Sie Ihr Körpergewicht durch Anweisung auf Ihre Füße. Drehen Sie beide Arme so, dass Ihre Handflächen nach vorne zeigen. Zeigen Sie mit den Fingern Richtung Boden.*

2 *Heben Sie Ihren linken Arm indem Sie ihn in den Raum über ihre Fingerspitzen hinaus strecken. Entspannen Sie Ihren Nacken und lassen Sie Ihre Schultern fallen. Strecken Sie Ihre linke Hand diagonal zum rechten Fuß. Verteilen Sie Ihr Gewicht gleichmäßig auf beide Füße. Senken Sie Ihren Arm.*

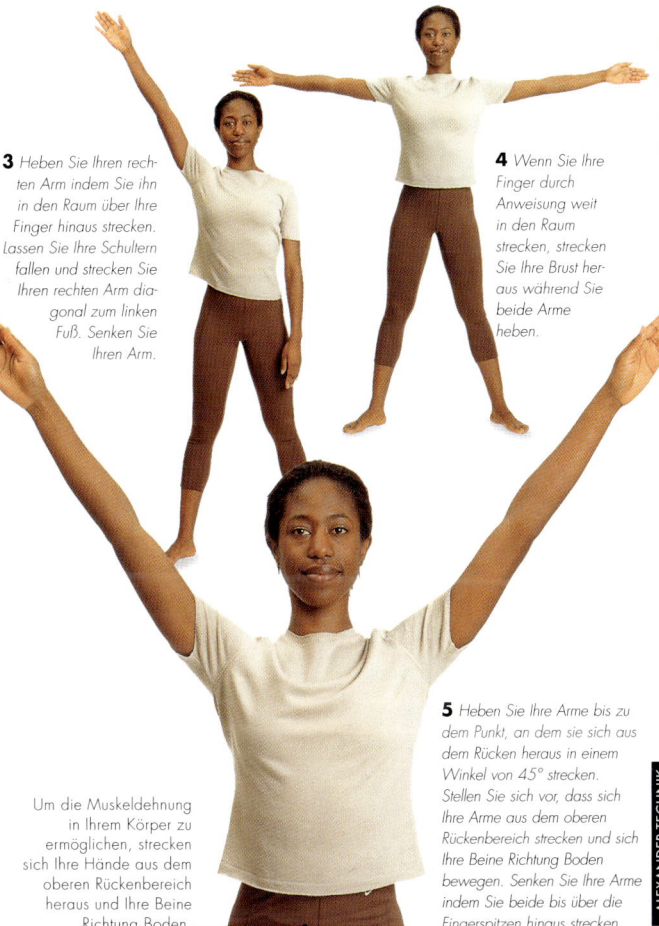

3 Heben Sie Ihren rechten Arm indem Sie ihn in den Raum über Ihre Finger hinaus strecken. Lassen Sie Ihre Schultern fallen und strecken Sie Ihren rechten Arm diagonal zum linken Fuß. Senken Sie Ihren Arm.

4 Wenn Sie Ihre Finger durch Anweisung weit in den Raum strecken, strecken Sie Ihre Brust heraus während Sie beide Arme heben.

Um die Muskeldehnung in Ihrem Körper zu ermöglichen, strecken sich Ihre Hände aus dem oberen Rückenbereich heraus und Ihre Beine Richtung Boden.

5 Heben Sie Ihre Arme bis zu dem Punkt, an dem sie sich aus dem Rücken heraus in einem Winkel von 45° strecken. Stellen Sie sich vor, dass sich Ihre Arme aus dem oberen Rückenbereich strecken und sich Ihre Beine Richtung Boden bewegen. Senken Sie Ihre Arme indem Sie beide bis über die Fingerspitzen hinaus strecken.

Befreien Sie Ihre Atmung

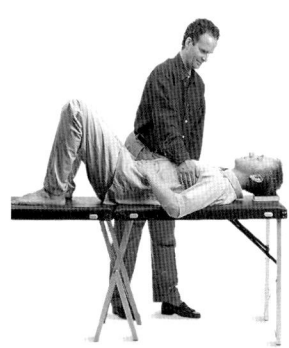

Uneingeschränktes Atmen
*Ihr Lehrer hilft Ihnen dabei auf Ihre Atmung
zu achten und die natürliche Freisetzung
zu ermöglichen.*

Haltung und Atmung

Ihr Körper muss sich strecken und dehnen um Laute zu produzieren, damit Ihr Brustkorb nach unten und innen in Richtung Ihres Schwerkraftzentrums schwingen kann. Haltung erfordert Stabilität und Atmung erfordert Bewegung. Durch die Alexander-Technik können diese beiden anscheinend gegensätzlichen Anforderungen zum harmonischen Zusammenspiel gebracht werden, wodurch Sie das Erlebnis von vollem Klang, der durch Ihren Körper schwingt, erfahren, Sie die Macht haben Laute zu produzieren, gehört zu werden und mit der Welt rund um Sie zu interagieren.

Ausatmen

Nach Jahren in denen Ihnen gesagt wurde „tief einzuatmen", haben Sie sich vielleicht daran gewöhnt sich auf das Einatmen zu konzentrieren. Wenn Sie sich darauf

Die Fähigkeit gehört zu werden und zu kommunizieren ist eine unserer elementarsten Überlebensreaktionen. Zum Beispiel setzen Babies ihre Stimme ein, um ihre Mütter auf ihre Bedürfnisse aufmerksam zu machen. Um einen Laut zu erzeugen brauchen wir Atemluft. Jegliche Arbeit mit der Stimme sollte darauf bedacht sein, dass Ihre Haltung und Atmung eine freie Produktion von Lauten ermöglicht.

konzentrieren auszuatmen und dann die Aufnahme von Atemluft einfach stattfinden lassen, ergeben sich bedeutsame Veränderungen. Als Sie geboren wurden, haben Sie Ihre Lungen durch Ausatmen geleert. Die nachfolgende Aufnahme von Atemluft war eine automatische Reaktion auf diese Bewegung. Atmung kann rhythmisch und natürlich sein, aber wir neigen oft dazu, unseren Atem als Reaktion auf Stress anzuhalten. Dadurch entsteht ein Gewohnheitsmuster in dem die Rippen angespannt werden und das Einatmen zu einer Anstrengung wird.

Bewusst machen

1 Nacken entspannt, Wirbelsäule gestreckt

2 Die Vorderseite des Körpers entspannen

3 Hände auf den unteren Rippen

4 Nicht den Atem anhalten

5 Keine Spannung in Mund, Kiefer oder Gesicht

Atmen Sie aus um einzuatmen

Dehnen und Strecken beim Ausatmen führt zu einem mühelosen Einatmen.

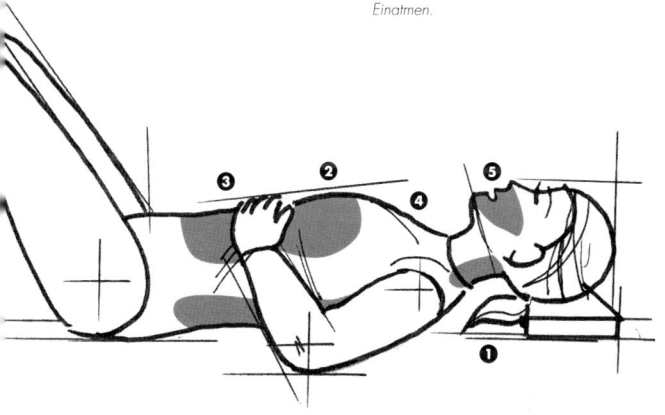

HALTUNG UND ATMUNG

Wenn Sie in der Halbrückenlage liegen, kann sich Ihr Körper entspannen und eine Dehnung und Streckung wird ermöglicht. Dadurch kann sich Ihr Brustkorb freimachen und die natürliche Atembewegung wird wiederhergestellt. Formen Sie den Mund, als ob Sie eine Kerze ausblasen wollen und lassen Sie die Atemluft entspannt durch Ihre Lippen mit einem „fff" Geräusch entweichen. Schließen Sie Ihren Mund und lassen Sie die Atemluft durch die Nase wiedereintreten. Wiederholen Sie diesen Kreislauf dreimal. Während dieser Übung hat sich Ihre obere Brust vielleicht gekrümmt, als Ihre Rippen nach unten und innen geschwungen sind. Möglicherweise haben Sie Ihren Nacken versteift und Ihren Körper angespannt, um einen Sturz zu vermeiden. Wenn Sie innehalten und rasten, können Sie beginnen diese Muster zu erkennen. Entspannen Sie sich und stellen Sie Ihre volle Größe und Breite wieder her.

1 *Atmen Sie mit einem „fff" Geräusch aus. Lassen Sie Ihren Nacken sich entspannen und Ihre Wirbelsäule sich dehnen. Dehnen Sie Ihren oberen Brustkorb aus, während Ihre Rippen nach unten und innen schwingen. Stören Sie die Bewegung der Rippen nicht. Schließen Sie Ihren Mund und erlauben Sie sich durch die Nase einzuatmen.*

Dehnen Sie den oberen Brustkorb um auszuatmen

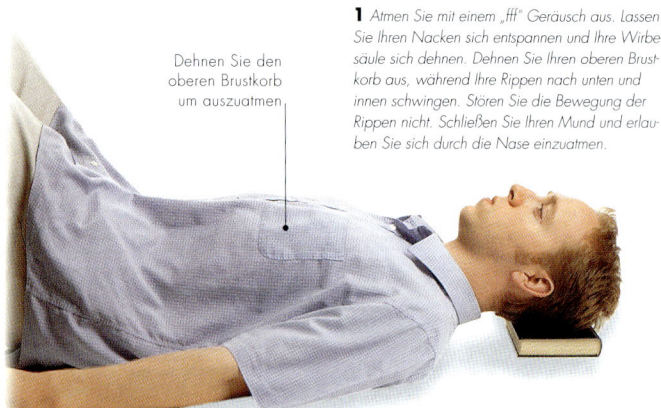

Lassen Sie die Bewegung der Rippen nach unten und innen zu

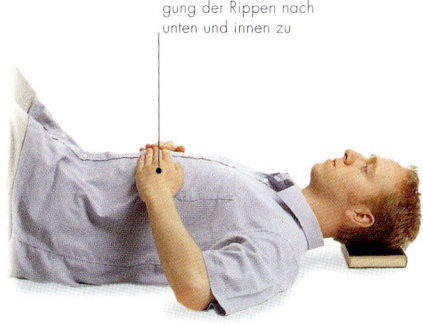

2 *Vermeiden Sie es, in die Bewegung der Rippen einzugreifen, damit die volle Energie beim Ausatmen verfügbar wird. Wenn Sie es sich gestatten auszuatmen, kann das Einatmen automatisch vor sich gehen. Wiederholen Sie diesen Kreislauf dreimal und machen Sie dann eine Pause. Haben Sie sich während der Übung angespannt oder gekrümmt?*

3 *Summen Sie einen Ton, der sich in der Mitte Ihres Tonumfangs befindet. Ein entspannter Nacken, eine gestreckte Wirbelsäule und ein gedehnter oberer Brustkorb helfen Ihnen Ihre Kehle offen und gestimmt zu halten, damit der Klang in Ihrem Körper vibrieren kann.*

Fühlen Sie wie Ihr Klang vibriert

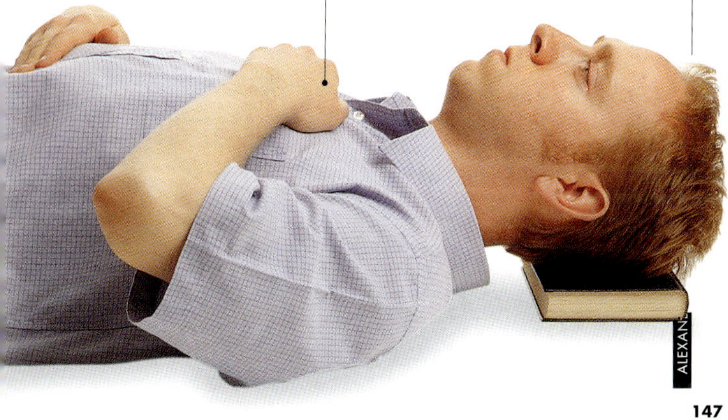

STIMMBILDUNG

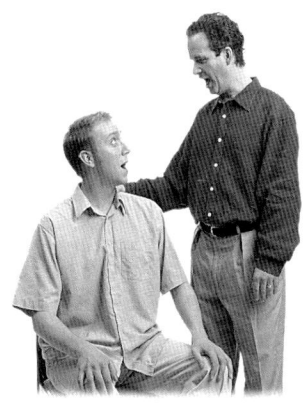

Das Geflüsterte „Ah"
Der Lehrer hilft Ihnen das zu üben, bevor Sie mit dem benötigten Stimmtraining beginnen – es ist eine ausgezeichnete Vorbereitung.

Ihr Körper und Ihre Stimme sind eng miteinander verbunden. Eines der ersten Anzeichen, dass es Ihnen nicht gut geht, ist eine Veränderung in Ihrer Stimmstärke. Ebenso muss sich Ihr Körper im Gleichgewicht befinden, um die Bewegung der Stimmfalten zu aktivieren, damit Ihre Stimme am besten arbeiten kann. Ihre Kehle muss uneingeengt und offen sein, um die Stimmfalten zu dehnen und

um genug Raum im Inneren Ihres Körpers zu schaffen. Bei der als das „Geflüsterte 'Ah'" bekannten Methode arbeiten all diese Vorgänge zusammen.

Bevor Sie den „ah"-Laut flüstern, halten Sie inne um sicher zu gehen, dass Ihr Nacken entspannt ist und Ihr Kopf sich nach vorne und oben bewegen kann, damit sich Ihre Wirbelsäule strecken und Ihr Rücken sich dehnen kann. Anspannungen im Körper schnüren die Kehle zu und schränken die Atmung ein. Wenn Sie sich dehnen und strecken, entspannen Sie Ihren Brustkorb und Hals – beides unerlässliche Anforderungen für eine gut funktionierende Stimme.

Sagen Sie „ah"

Lassen Sie Ihre Zungenspitze an der Rückseite der Zähne im Unterkiefer ruhen und denken Sie an etwas, das Sie zum Lächeln bringt. Dies steigert die Entspannung und Öffnung Ihrer Kehle und entspannt das Gesicht, damit sich Ihr Kiefer frei öffnen kann. Flüstern Sie dann „ah" auf eine laute, offene und langgezogene Weise. Schließen Sie Ihren Mund und atmen Sie durch die Nase ein.

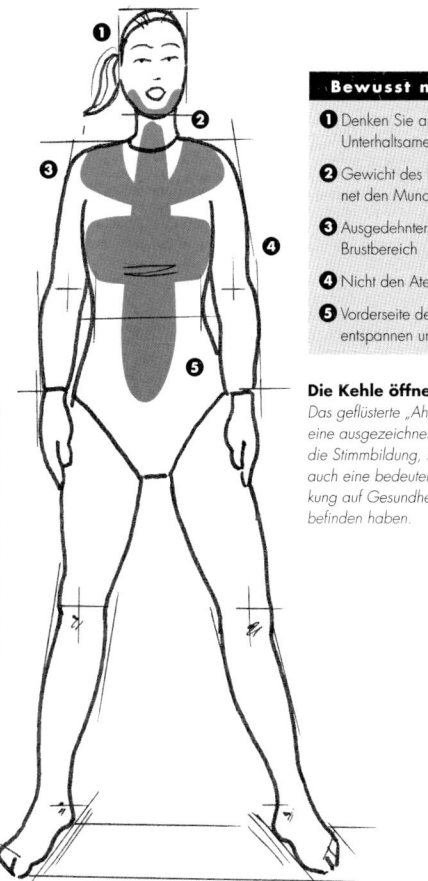

Bewusst machen

❶ Denken Sie an etwas Unterhaltsames

❷ Gewicht des Kiefers öffnet den Mund

❸ Ausgedehnter oberer Brustbereich

❹ Nicht den Atem anhalten

❺ Vorderseite des Körpers entspannen und strecken

Die Kehle öffnen

Das geflüsterte „Ah" ist nicht nur eine ausgezeichnete Übung für die Stimmbildung, sondern kann auch eine bedeutende Auswirkung auf Gesundheit und Wohlbefinden haben.

DAS GEFLÜSTERTE „AH"

Wenn Alexander seinen Nacken entspannte, damit sein Kopf vorwärts ging, sich seine Wirbelsäule streckte und sich sein Rücken dehnte, erzeugte er die notwendigen Bedingungen für ein gutes Funktionieren seiner Stimme. Wenn sich der Körper in seiner vollen Größe befindet, kann eine Befreiung des Brustkorbs, eine Dehnung der Stimmfalten und eine Öffnung des Resonanzraums in Brust, Kehle, Mund und Kopf stattfinden. Das Geflüsterte „Ah" ist eine ausgezeichnete Übung für die Umsetzung der Prinzipien der Technik und für die Überwindung von Gewohnheiten, die Ihr Stimmpotenzial beeinträchtigen. Außerdem hilft es Gesundheit und Wohlbefinden zu verbessern.

1 *Atmen Sie mit einem „fff" Geräusch aus. Lassen Sie Ihren Nacken sich entspannen und Ihre Wirbelsäule sich dehnen. Dehnen Sie Ihren oberen Brustkorb aus, während Ihre Rippen nach unten und innen schwingen. Stören Sie die Bewegung der Rippen nicht. Schließen Sie Ihren Mund und erlauben Sie sich durch die Nase einzuatmen.*

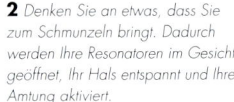

2 *Denken Sie an etwas, dass Sie zum Schmunzeln bringt. Dadurch werden Ihre Resonatoren im Gesicht geöffnet, Ihr Hals entspannt und Ihre Atmung aktiviert.*

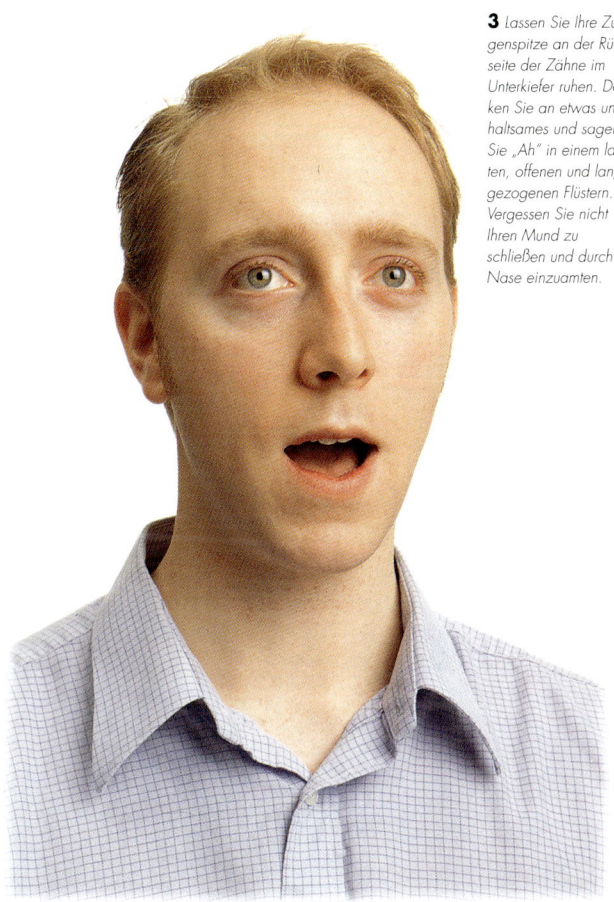

3 *Lassen Sie Ihre Zungenspitze an der Rückseite der Zähne im Unterkiefer ruhen. Denken Sie an etwas unterhaltsames und sagen Sie „Ah" in einem lauten, offenen und langgezogenen Flüstern. Vergessen Sie nicht Ihren Mund zu schließen und durch die Nase einzuamten.*

Unterstützen der Stimme

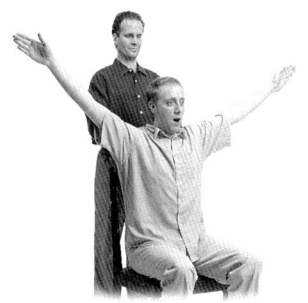

Entgegenwirkende Zugkraft
Der Lehrer hilft Ihnen das entgegenwirkende Ziehen in Ihrem Körper zu erhalten während Sie einen freigesetzten Ton dehnen.

Wenn Sie Ihre Stimme über einen großen Raum hörbar machen wollen, steigt die Menge an benötigter Atemluft. Automatisch ergibt sich eine erhöhte Anstrengung Ihrer Bauchmuskeln, um Ihre Stimme zu unterstützen. Die Bauchmuskeln sind enorm stark und in der Lage Ihren Brustkorb zu spannen und Ihren Körper nach unten zu ziehen. Dadurch wird Ihre Kehle zusammengeschnürt und Ihre Stimmfalten verlieren ihre Dehnung. Das kann zu Reizung und etwaiger Verletzung führen. Ein teuflischer Kreis entsteht beim Verspannen des Brustkorbs, wo Sie um den nächsten Atemzug kämpfen müssen. Wenn man um das Einatmen ringen muss, ist es wahrscheinlich, dass die nächste Vokalisierung unangemessene Anstrengung erfordert. Als Resultat wird Ihre Stimme angestrengt klingen.

Verwendung der Sternmethode

Eine effiziente Haltung stellt sicher, dass die Stützmuskeln der Stimme mit dem richtigen Maß an Anstrengung arbeiten. Die Sternmethode hilft Ihnen, sich auf Ihre Haltung zu konzentrieren und das entgegenwirkende Ziehen in Ihrem Körper durch Dehnen und Strecken zu erhalten. Achten Sie beim Laute üben darauf, wann Sie sich beim Strecken über Ihre Fingerspitzen hinaus nicht mehr wohl fühlen. Das bedeutet, dass Sie Ihren Körper zusammen sinken lassen oder überspannt haben. An diesem Punkt müssen Sie Ihre Arme sinken lassen, Ihre Anweisungen geben und die Sternposition erneut einnehmen.

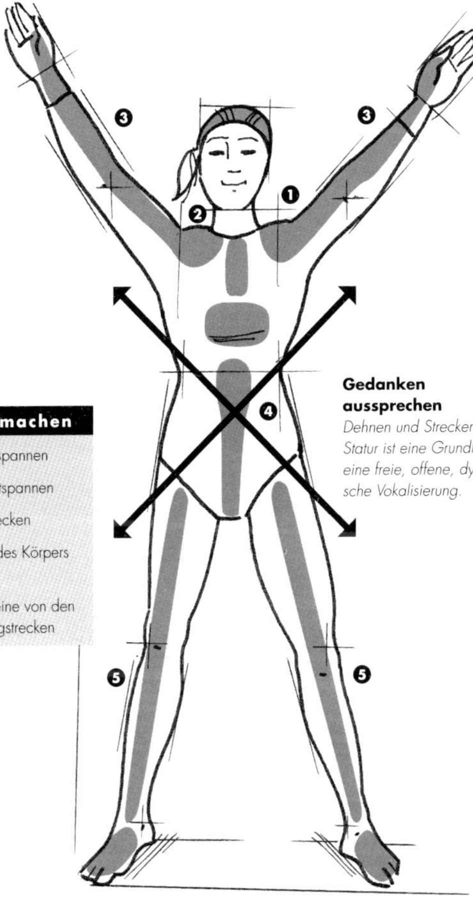

③ **③**

①

②

Gedanken aussprechen

Dehnen und Strecken der Statur ist eine Grundlage für eine freie, offene, dynamische Vokalisierung.

④

⑤ **⑤**

Bewusst machen

① Nacken entspannen

② Schultern entspannen

③ Arme ausstrecken

④ Vorderseite des Körpers entspannen

⑤ Füße und Beine von den Händen wegstrecken

ATMUNG UND STIMME

Lassen Sie Ihren Nacken sich entspannen und heben Sie Ihre Arme in die Sternposition. Strecken Sie Ihre Finger durch Anweisung weit über die Fingerspitzen hinaus und amten Sie mit einem „fff" Geräusch aus. Schließen Sie Ihren Mund und atmen Sie durch die Nase ein. Sagen Sie als Flüstern dreimal „ah", wobei Sie jedes Mal den Mund schließen und die Luft wieder eintreten lassen.

1 *Während Sie ihr Körpergewicht auf Ihre Füße verlagern, zeigen Sie mit den Fingern auf den Boden. Drehen Sie Ihre Hände mit den Handflächen nach vorne. Lassen Sie Ihre Schultern fallen und dehnen Sie Ihren oberen Brustkorb aus. Amten Sie durch die Nase ein und aus.*

2 *Während Sie Ihre Schultern entspannen und Ihre Finger durch Anweisung weit über die Fingerspitzen hinaus strecken, atmen Sie mit einem „fff" Geräusch aus. Schließen Sie Ihren Mund und lassen Sie die Atemluft durch die Nase wiedereintreten. Lassen Sie die Luft durch die Nase zurückkehren.*

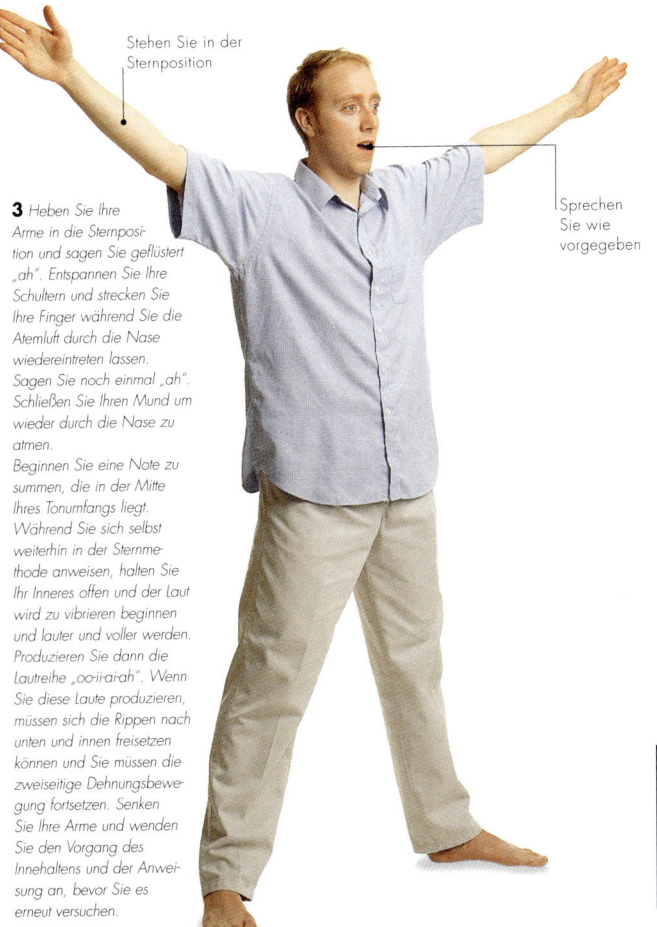

Stehen Sie in der
Sternposition

Sprechen
Sie wie
vorgegeben

3 *Heben Sie Ihre
Arme in die Sternposi-
tion und sagen Sie geflüstert
„ah". Entspannen Sie Ihre
Schultern und strecken Sie
Ihre Finger während Sie die
Atemluft durch die Nase
wiedereintreten lassen.
Sagen Sie noch einmal „ah".
Schließen Sie Ihren Mund um
wieder durch die Nase zu
atmen.
Beginnen Sie eine Note zu
summen, die in der Mitte
Ihres Tonumfangs liegt.
Während Sie sich selbst
weiterhin in der Sternme-
thode anweisen, halten Sie
Ihr Inneres offen und der Laut
wird zu vibrieren beginnen
und lauter und voller werden.
Produzieren Sie dann die
Lautreihe „oo-ii-ai-ah". Wenn
Sie diese Laute produzieren,
müssen sich die Rippen nach
unten und innen freisetzen
können und Sie müssen die
zweiseitige Dehnungsbewe-
gung fortsetzen. Senken
Sie Ihre Arme und wenden
Sie den Vorgang des
Innehaltens und der Anweisung an, bevor Sie es
erneut versuchen.*

Aufrecht Stehen um Vorwärts zu Gehen

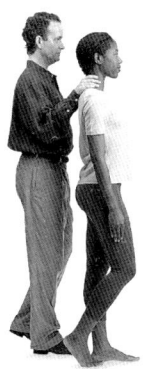

Ungehindert Gehen

Ihr Lehrer wird Sie daran erinnern, dass das Freisetzen Ihrer Knie Sie ungehindert vorwärts bringt.

Vorwärts gehen ermöglicht es uns Ziele und alles Lebensnotwendige zu erreichen: Essen, Schutz und Gesellschaft. Der menschliche Körper ist wunderbar darauf ausgerichtet den Dehnvorgang in einer vertikalen Richtung mit der Vorwärtsbewegung zu koordinieren. Wenn Sie gehen ist das Ausmaß in welchem Sie diese Anforderungen natürlich koordinieren in der Effizienz und Anmut Ihrer Bewegungen ersichtlich.

Reaktion auf Zeitdruck

Während des Tages sind Sie mit zahlreichen Reizen konfrontiert, die verlangen, dass Sie sich schneller bewegen als es angenehm ist. Anforderungen, die es verlangen, dass Sie schnell reagieren, bringen Sie dazu, die starken Muskeln in Ihrem Körper zu strapazieren, die Muskeln der Vorderseite zu verkürzen und Ihre Atmung einzuschränken. Wenn Ihr Körper die natürliche Bewegung in der Vertikalen verliert, geben Ihre Beine die natürliche Federung auf, werden steif und tragen Ihren Körper auf ineffizientere Weise vorwärts.

Aufhören und Entspannen

Innehalten hilft die Gewohnheit der Überreaktion auf das Bedürfnis vorwärts zu kommen zu brechen. Indem Sie aufhören, können Sie sich kurz von dem Druck Ihrer

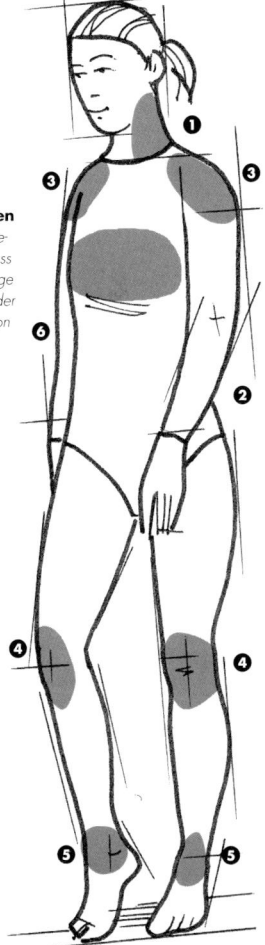

Bewusst machen

1 Nacken entspannt

2 Rücken gestreckt

3 Schultern entspannt

4 Knie kann frei nach vorne gehen

5 Knöchel frei

6 Regelmäßige Atmung

Aufrecht gehen

Freies Vorwärtsgehen erfordert, dass Sie die volle Länge Ihres Körpers in der aufrechten Position beibehalten.

Umgebung und Ihrer Neigung zur Zielfixiertheit lösen, wodurch Sie in der Lage sind, Ihren Nacken zu entspannen und die Anspannung auf der Vorderseite Ihres Körpers zu lösen. Die Anweisungen helfen Ihnen sich zu strecken und zu dehnen und sich in der vertikalen Ebene zur vollen Gestalt aufzurichten. Dehnen hilft Ihnen, die Gelenke Ihrer Beine zu entspannen, damit es keine Einschränkungen der Knöchel, Knie und Hüften gibt. Gehen sollte eine angenehme Tätigkeit sein, die es uns erlaubt, voranzukommen. Die Freisetzung Ihrer Knie wird Sie schwungvoll vorwärts tragen.

VORWÄRSTGEHEN

Bevor Sie Vorwärtsgehen, halten Sie inne, entspannen Sie Ihren Nacken und dehnen Sie sich nach oben bis zu Ihrem Kopf und nach unten bis zu Ihren Füßen. Achten Sie darauf, was rund um Sie herum geschieht, wodurch Sie wachsam und bereit für das Unerwartete sind. Bewegen Sie sich in einem natürlichen Rhythmus bei dem der Kopf den Körper führt und sich Ihre Beine unter Ihnen wie die Reifen eines Fahrrads mitbewegen. Wenn Sie beschleunigen müssen, stellen Sie sicher, dass Sie Ihre Knie frei beweglich lassen und Sie sich weiterhin dehnen während Sie sich vorwärts bewegen.

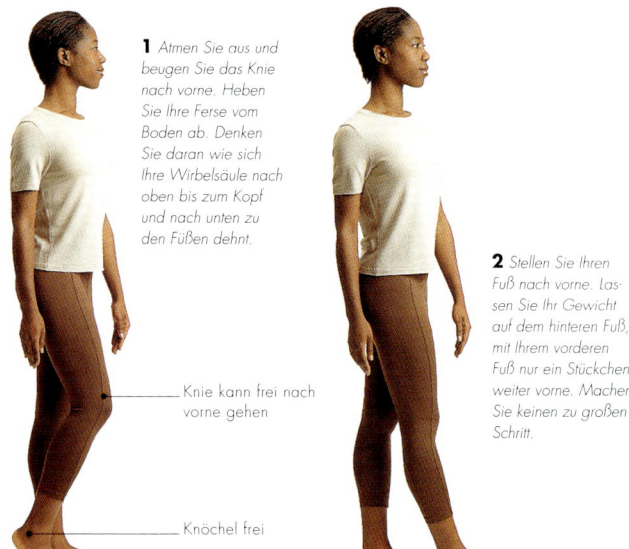

1 *Atmen Sie aus und beugen Sie das Knie nach vorne. Heben Sie Ihre Ferse vom Boden ab. Denken Sie daran wie sich Ihre Wirbelsäule nach oben bis zum Kopf und nach unten zu den Füßen dehnt.*

2 *Stellen Sie Ihren Fuß nach vorne. Lassen Sie Ihr Gewicht auf dem hinteren Fuß, mit Ihrem vorderen Fuß nur ein Stückchen weiter vorne. Machen Sie keinen zu großen Schritt.*

Knie kann frei nach vorne gehen

Knöchel frei

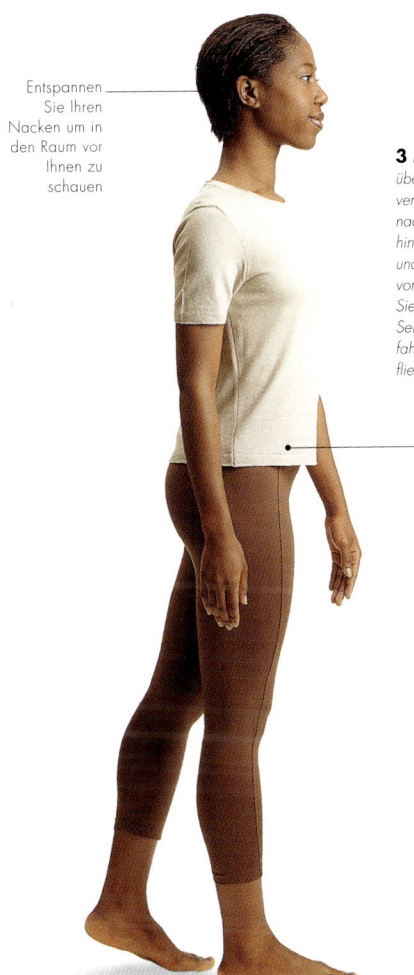

Entspannen Sie Ihren Nacken um in den Raum vor Ihnen zu schauen

3 *Bewegen Sie Ihren Kopf über den vorderen Fuß und verlagern Sie Ihr Gewicht nach vorne. Setzen Sie Ihr hinteres Knie nach vorne frei und heben Sie Ihre Ferse vom Boden ab. Versuchen Sie nicht sich von Seite zu Seite zu bewegen, sondern fahren Sie in einem leichten, fließenden Rhythmus fort.*

Körper dehnt sich, um sich vorwärts zu bewegen.

Die Kunst des Ungehinderte Laufens

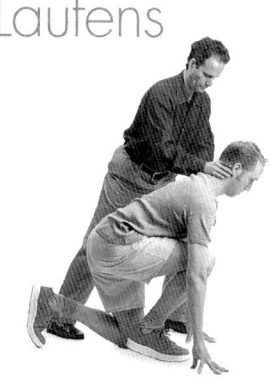

Achtung, fertig, los!

Wenn Sie Ihren Nacken frei beweglich machen, wird das explosive Potenzial in Ihren Muskeln freigesetzt, was einen schnellen Start ermöglicht.

Laufen erfordert eine zweiseitige Bewegung für eine effiziente Leistung. Durch dehnen können Sie Ihre Gelenke entlasten und den Druck auf Ihren Beinen reduzieren, damit Ihre Knie frei beweglich sind. Eine gestreckte Wirbelsäule stellt sicher, dass Sie nicht mit jedem Schritt auf Ihre Beine hämmern. Indem Sie die Beinarbeit auf ein Minimum reduzieren, werden Sie nicht so schnell müde. Indem Sie Ihren Nacken entspannen, können Sie den Arm und das gegenüberliegende Bein durch Ihren Rücken verbinden und koordinieren, wodurch die beiden Seiten Ihres Körpers – linker Arm / rechtes Bein und rechter Arm / linkes Bein – wie zwei Federungen agieren. Dadurch wird Ihr Laufen fließend und rhythmisch.

Sich selbst antreiben

Laufen beginnt als pures Vergnügen, schauen Sie sich Kinder beim ausgelassenen Laufen an. Immer mehr Menschen versuchen längere Strecken zu laufen und arbeiten hart daran ihre Zeiten zu verbessern. Irgendwann könnte es passieren, dass Sie an einer der vielen Beinverletzungen zu leiden beginnen wie Läuferknie, Schienbeinschmerzen oder Muskelzerrungen. Verletzungen werden oft durch irgendeine Art von Überanstrengung verursacht. Vielleicht setzen Sie die Muskeln, die Ihren Körper verkürzen, zu stark ein, wodurch der Aufprall auf den Boden zu stark wird. Ihr Alexander-Lehrer hilft Ihnen zu verstehen, warum Ihre Bewegung Verletzungen verursacht und die Freude am Laufen wiederzuentdecken.

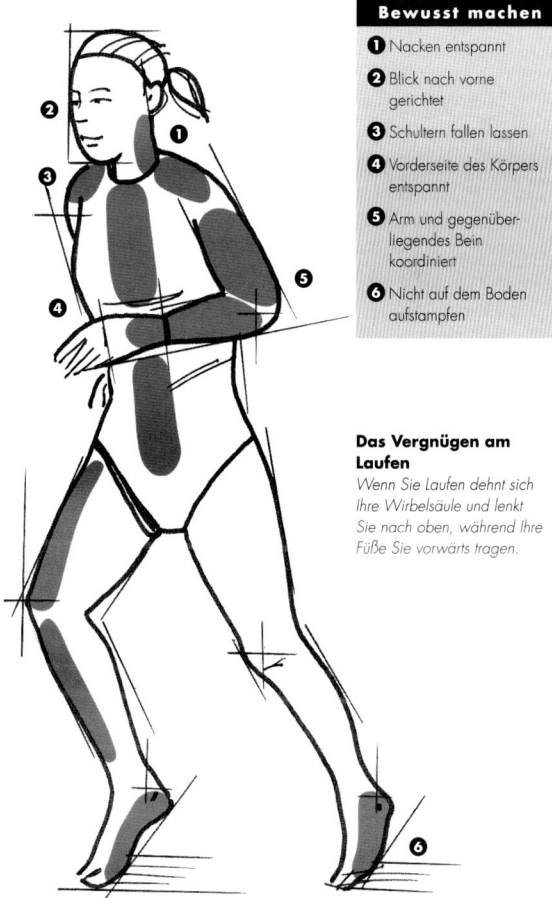

Bewusst machen

1. Nacken entspannt

2. Blick nach vorne gerichtet

3. Schultern fallen lassen

4. Vorderseite des Körpers entspannt

5. Arm und gegenüberliegendes Bein koordiniert

6. Nicht auf dem Boden aufstampfen

Das Vergnügen am Laufen

Wenn Sie Laufen dehnt sich Ihre Wirbelsäule und lenkt Sie nach oben, während Ihre Füße Sie vorwärts tragen.

LAUFEN AUS FREUDE DARAN

Um gut zu laufen, müssen Sie sich strecken während Sie versuchen vorwärts zu kommen. Es ist wichtig während der Aktivität auf die Rückmeldungen vom Körper zu hören und die Signale zu erkennen, die Ihnen mitteilen, wann Sie ineffizient werden, wie durch Muskelanspannung die Ihren Körper zusammenzieht und Ihren Körper schwer macht. Es könnte auch Ihre Schrittlänge so lang werden, dass sie Ihren Körper verkürzt oder Sie ringen um Atemluft zum Einatmen. Dies alles sind Signale dafür, dass der Vorwärtsimpuls Ihre Balance und Freiheit in der aufrechten Position stört, eine der Basisanforderungen, wenn Ihre Bewegung leicht, fließend und rhythmisch sein soll. Sie sollten mehr darüber nachdenken wie Sie laufen als an die Zielgerade zu denken.

1 *Halten Sie Ihre Ellbogen in einem rechten Winkel und Ihre Handgelenke und Hände stabil aber entlastet. Indem Sie den Ellbogen nach hinten ziehen, wird die andere Seite nach vorne geschoben.*

2 *Lassen Sie Ihren Nacken entspannt, damit Ihr Kopf ausgeglichen bleibt. Konzentrieren Sie sich darauf sich nach oben zu strecken und schauen Sie nach vorne.*

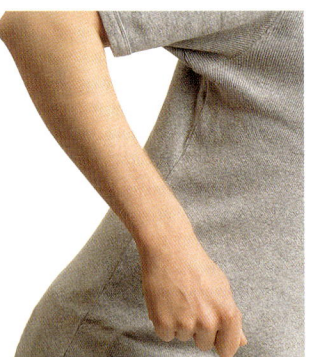
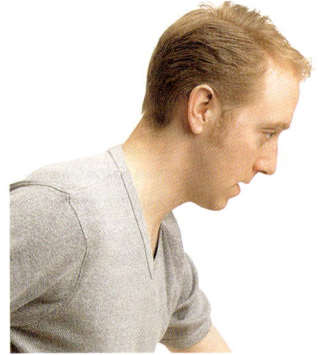

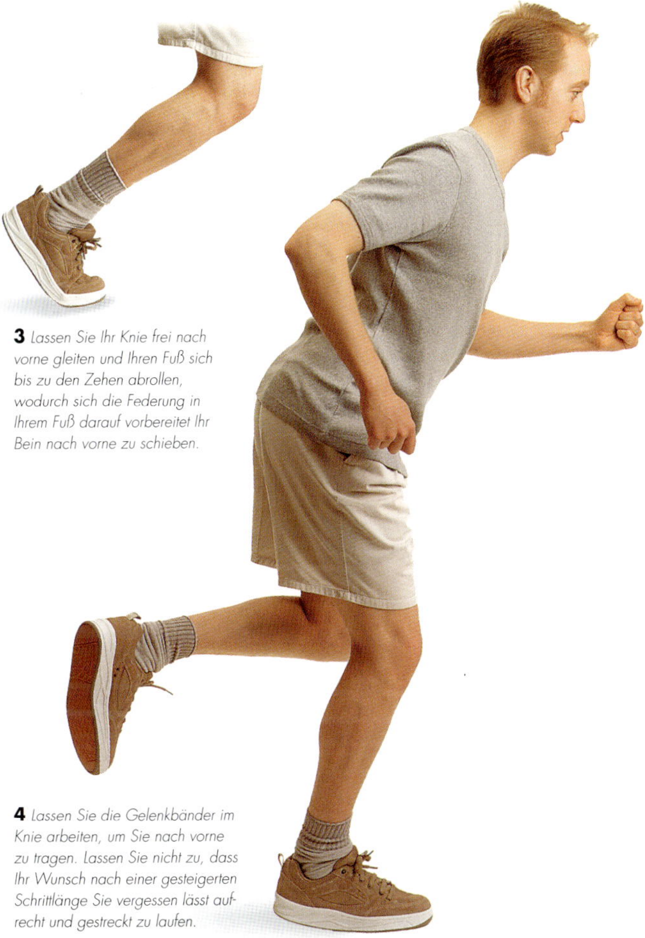

3 *Lassen Sie Ihr Knie frei nach
vorne gleiten und Ihren Fuß sich
bis zu den Zehen abrollen,
wodurch sich die Federung in
Ihrem Fuß darauf vorbereitet Ihr
Bein nach vorne zu schieben.*

4 *Lassen Sie die Gelenkbänder im
Knie arbeiten, um Sie nach vorne
zu tragen. Lassen Sie nicht zu, dass
Ihr Wunsch nach einer gesteigerten
Schrittlänge Sie vergessen lässt auf-
recht und gestreckt zu laufen.*

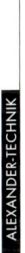

Fallstudie:
Mutter und Sohn

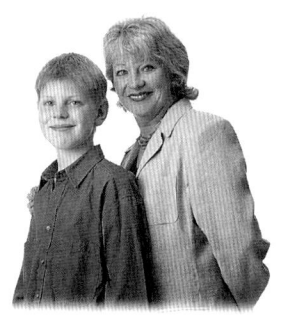

Erfülltes Potential

*Für Erica und Simon brachte die Alexander-
Technik den zusätzlichen Vorteil der Hilfe
zur Selbsthilfe.*

Erica und ihr Sohn Simon sind zum
Unterricht gekommen, weil sie beide
an wiederkehrenden Beschwerden
litten, die ihre Arbeitsfähigkeit beeinträch-
tigten. Erica bemerkte, dass sie zu schnell
erschöpft wurde und der junge Simon,
nach einer schnellen Wachstumsphase,
begann sich gekrümmt zu halten und
keine so guten Leistungen wie vorherge-
sagt zu erbringen. Erica war 42 mit einer

sensiblen Natur und anfällig für Depressionen. Sie war selbst-kritisch, was sie mit
einer unbekümmerten Einstellung zu
verdecken versuchte. Da sie dazu neigte
durch alle Aktivitäten zu hetzen, war sie
mental, physisch und geistig ausgelaugt.

Der Sohn

Simon hat von Erica ihre Tendenzen zur
Zielfixiertheit geerbt und konnte es mit elf
kaum erwarten herausragend zu sein,
ohne die notwendige harte Arbeit dafür
aufzuwenden. Bei beiden war die Fähigkeit innezuhalten praktisch nicht existent.
Simon hatte außerdem noch die Tendenz
aufzugeben, sobald das Ziel einer
Aufgabe in Reichweite war. Seine Bereitschaft eine vorliegende Aufgabe zu
beenden erforderte einiges an Entwicklung.

Selbsthilfe

Sobald Erica das Konzept des Innehaltens
anzuwenden begann, erkannte sie, dass
es von großem Nutzen war sich diese

Zeit für sich Selbst zu nehmen. Als sich ihre Fähigkeit „Nein" zu sagen verbesserte, begannen sich Veränderungen einzustellen, nicht nur in ihrem psychophysischen Selbst, sondern auch in der Reaktion auf unvernünftige Anforderungen an ihren Zeitplan. Im Fall von Simon, befreite ihn die Fähigkeit Anweisungen zu geben von dem chaotischen Zustand in dem er sich oft wiederfand. Indem er pausierte und daran dachte seinen Nacken zu entspannen, war er in der Lage mit dem, was er tat, fortzufahren. Er begann den Wettbewerb deutlich zu genießen, wobei er es eher als ein Rennen gegen sich selbst betrachtete. Gemeinsam teilten sie die Erfahrung der Veränderung und ihre Beziehung vertiefte sich zusätzlich. Für beide wurde die Alexander-Technik gleichbedeutend mit Hilfe zur Selbsthilfe.

Zusammen Lernen

Es gibt sehr viel Freude, die durch Familienmitglieder geteilt werden kann, wenn sich diese öffnen um sich zu ändern.

SELBSTBEHERR-SCHUNG

Die Alexander-Technik hilft Ihnen, zwei sehr mächtige Ressourcen zu verknüpfen, von denen Sie vielleicht nicht einmal wissen, dass Sie sie besitzen. Diese sind Selbsterkenntnis und Entscheidungsfähigkeit, und sie agieren auf unserer elementarsten Funktionsebene. Jedes Mal, wenn Sie eine Bewegung machen, physisch, mental oder spirituell, haben Sie die Wahl entweder für oder gegen sich Selbst zu arbeiten. – Ihre Reaktion auf das Leben profitiert davon unter Ihrer Kontrolle zu sein, hilft Ihnen bei alltäglichen Aufgaben, der Erhaltung der Gesundheit, Sport zu treiben und bei der Arbeit. Wenn Sie beginnen, diese Ressourcen einzusetzen, beginnen Sie, sich selbst zu beherrschen.

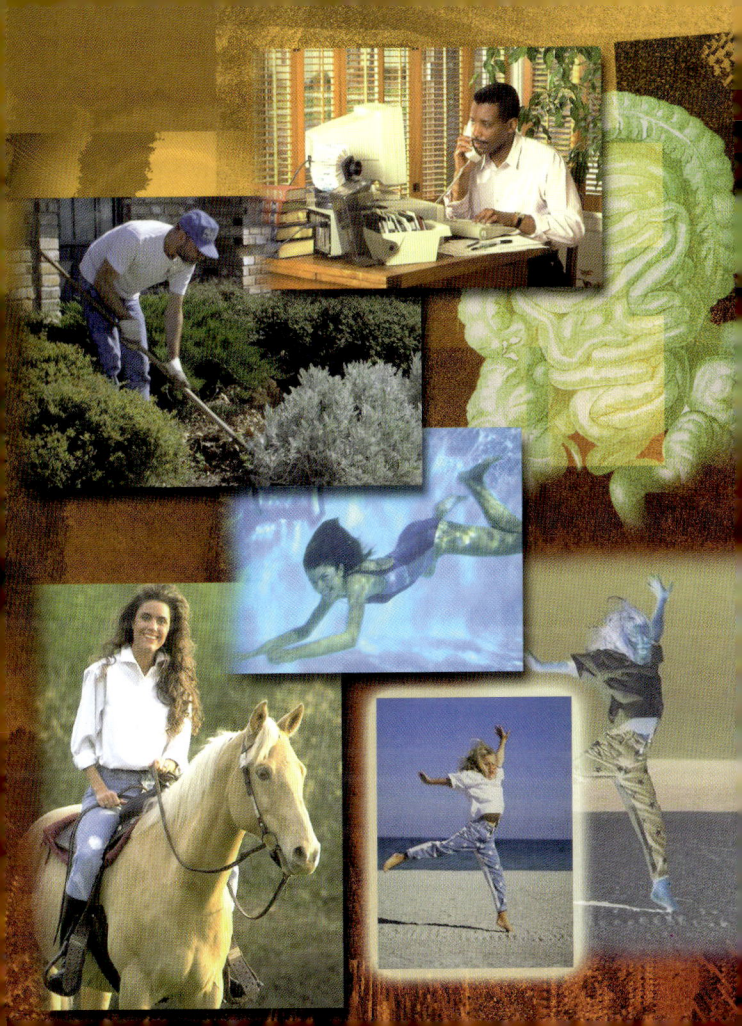

Veränderung findet von Innen heraus statt

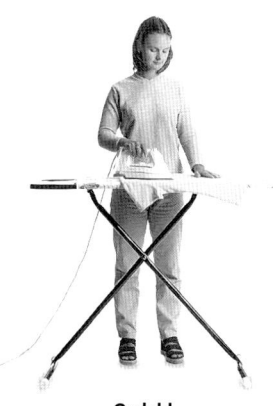

Geduld
Die einfachsten und banalsten Aufgaben bieten Gelegenheit zur Verwandlung.

Ihre äußeren Umstände ändern, aber nachdem der Nervenkitzel einer neuen Umgebung abgeklungen ist, sind Sie wieder sich selbst überlassen. Wie der christliche Mystiker Thomas von Kempen sagte, „Gib mir die Kraft, Dinge zu ändern, die ich ändern kann, gib mir die Gelassenheit, Dinge hinzunehmen, die ich nicht ändern kann und gib mir die Weisheit, zwischen Beiden zu unterscheiden." Nach diesen Prinzipien zu leben, kann der Anfang einer Basis für ein erfüllteres Leben sein.

Lernen, wie man aufhört

Veränderungen basieren auf einer Unfähigkeit oder Weigerung sich selbst zu akzeptieren, sind schwierig und unangenehm. Sufi-Meister sagen, dass die größte Freiheit jene ist, zu akzeptieren, dass es keine Freiheit gibt, da es letztendlich Grundzüge an Ihnen und am Leben gibt, die nicht geändert werden können. Sie können

Zwei Publikationen über die Arbeit von Alexander *,Knowing How to Stop'* und *,The Man Who Mastered Habit'* sind Belege für seine Einblicke in den Vorgang der Veränderung und des persönlichen Wachstums. Diese beiden Bücher enthalten einige bedeutende Entdeckungen. Die beiden einfachen Konzepte der Gewohnheit und der Fähigkeit innezuhalten, werden als

Grundlage für Wachstum behandelt. Wenn Sie verstehen wie man innehält, können Sie sehen wie Sie wirklich sind und erkennen, dass eine Verwandlung wirklich möglich ist.

Die Führung übernehmen

Unterricht der Alexander-Technik hilft Ihnen praktische Erfahrungen über Ihre Fähigkeit des Innehaltens zu sammeln und zeigt ihre Verwendung, um die Kontrolle über sich Selbst zu übernehmen. Das Verständnis des Innehaltens kann nicht von außen her erlernt werden, sondern ist ein tief verwurzelter Teil Ihrer Veranlagung und bietet eine echte Grundlage, von der ausgehend Ihre Reise zur Akzeptanz und Selbstbeherrschung fortgesetzt werden kann.

Ergebnisse erzielen

Das Prinzip des Innehaltens ist sehr einleuchtend, aber seine praktische Umsetzung ist nicht immer so einfach.

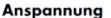

Anspannung

Wenn Sie ein Werkzeug verwenden, greifen Sie nicht verkrampft zu und überspannen Sie Ihren Körper nicht.

ALLTÄGLICHES LEBEN

Im Gegensatz zu unseren frühen Vorfahren hängt unser Überleben nicht von Waffen und Werkzeugen ab. Aber in dem Moment, in dem wir ein Arbeitsgerät zur Hand nehmen, kann eine überraschend große Menge an Anspannung erzeugt werden. Die Handlung ruft eine Urreaktion hervor, die manchmal gegen uns arbeiten kann. Wir könnten damit beginnen alltägliche Aufgaben so zu erledigen, als ob unser Überleben davon abhängen würde, wodurch wir die Muskeln der Furcht und Angst als auch jene, die wir tatsächlich für die Aufgabe benötigten, einsetzen. Dadurch wird Stress erzeugt, besonders wenn wir diesen schlechten Einsatz über einen längeren Zeitraum praktizieren.

Kraft durch Länge

Eine gestreckte Wirbelsäule setzt Vorwärtsenergie frei und hilft Ihnen, den Staubsauger über den Boden zu schieben.

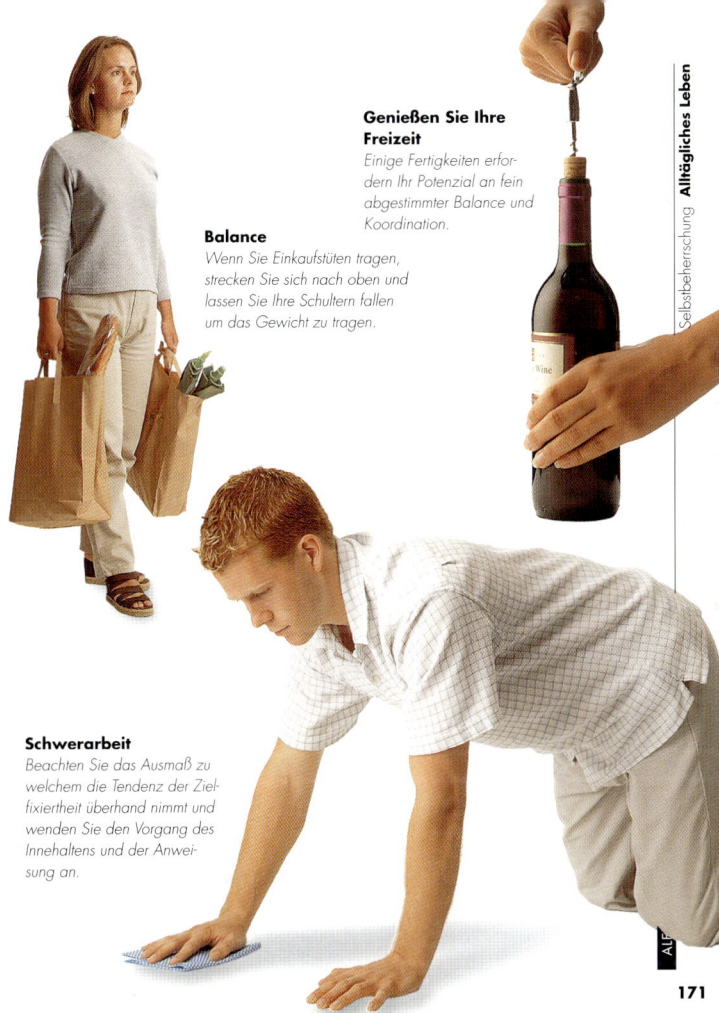

Genießen Sie Ihre Freizeit

Einige Fertigkeiten erfordern Ihr Potenzial an fein abgestimmter Balance und Koordination.

Balance

Wenn Sie Einkaufstüten tragen, strecken Sie sich nach oben und lassen Sie Ihre Schultern fallen um das Gewicht zu tragen.

Schwerarbeit

Beachten Sie das Ausmaß zu welchem die Tendenz der Zielfixiertheit überhand nimmt und wenden Sie den Vorgang des Innehaltens und der Anweisung an.

Bewusst Sport treiben

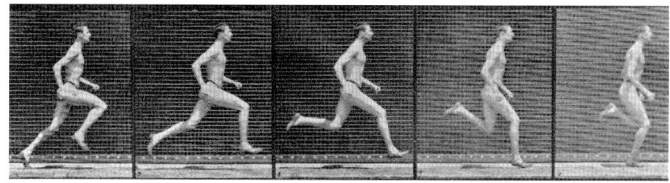

Freies Laufen
*Durch den Einsatz bewusster Kontrolle,
kann die gesamte Menschheit Leichtigkeit
und Anmut in der Bewegung erlangen.*

Wirbeltiere sind darauf ausgerichtet, dass die Bewegung am effizientesten ist, wenn Sie durch das Führen des Kopfes und der Dehnung und Streckung der Statur erfolgt. Wenn man diese Prinzipien befolgt, sichert eine optimale Amtung eine ausgezeichnete Versorgung des Körpers mit Sauerstoff.

Wenn Sie Tiere und ausgebildete Athleten beobachten, werden Sie bemerken, dass sie ihre Gestalt strecken wenn sie sich bewegen. Das ist notwendig um Muskeln effizient einzusetzen. Dabei spielen zwei grundlegende Prinzipien eine Rolle: konzentrierte Aufmerksamkeit und Entfaltung in vollständige, erweiterte Bewegung durch Strecken und Dehnen.

Sich selbst zu stark antreiben

Wenn Sie sich bewegen oder Sport treiben, ist es wichtig diese grundlegenden Prinzipien der Bewegung und Bewegungsfähigkeit zu üben. Wir beginnen Sport zu treiben, um deutlich definierte Ziele zu erreichen. Diese könnten sein fit werden, Gewicht zu reduzieren oder nach Jahren der Nachgiebigkeit Muskeltonus wiederaufzubauen. Aber die Entschlossenheit Ziele zu erreichen kann die Tendenz der Zielfixiertheit aufbauschen. Sie dehnen sich weiter, heben schwerere Gewichte und laufen schneller. Je schneller Sie sich bewegen und je härter Sie arbeiten, desto geringer ist Ihre Fähigkeit Rückmeldungen von Ihrem Körper zu empfangen. Es ist wichtig sich bewusst zu sein, dass zu schnelle Muskelentwicklung kontraproduktiv und schädlich für die Gesundheit sein kann.

Feedback

Wissenschaftliche Sportstudien bestätigen, dass, obwohl uns eine gewisse Menge an Sport gesund hält, es einen Punkt gibt an dem Sport das Immunsystem eher schwächt als stärkt. Es ist weniger eine Frage von wie viel Sport wir treiben, als wie wir trainieren.

Lernen Sport bewusst zu treiben bedeutet, dass Sie die Bereitschaft entwickeln den Signalen Ihres Körpers mehr Aufmerksamkeit zu schenken. Körpereinsatz und Atmung sind die beiden elementaren Indikatoren. Sie geben die Rückmeldung, durch die Sie einschätzen können, wie viel Sport zu einem Ausmaß der Zielfixiertheit führt, an dem Sport stresserzeugend wirkt.

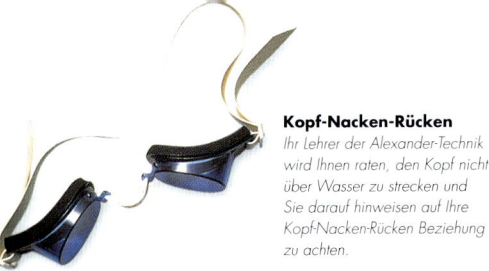

Kopf-Nacken-Rücken

Ihr Lehrer der Alexander-Technik wird Ihnen raten, den Kopf nicht über Wasser zu strecken und Sie darauf hinweisen auf Ihre Kopf-Nacken-Rücken Beziehung zu achten.

SCHWIMMEN

Das ist eine der besten Formen der körperlichen Betätigung für den gesamten Körper. Klinische Tests haben eine bedeutende Abnahme in der Herz-Kreislauf-Aktivität und des Blutdrucks dokumentiert. Üben Sie indem Sie am Beckenrand stehen und sich am Geländer festhalten. Atmen Sie zuerst durch Ihren Mund aus, dann tauchen Sie Mund und Nase unter, und schließlich Ihr ganzes Gesicht. Wenn Sie sich dabei sicher und entspannt fühlen Ihr ganzes Gesicht unter Wasser zu tauchen, lassen Sie das Geländer los und gleiten Sie vorwärts. Dadurch, dass Ihnen Ihr Selbst immer weniger bewusst wird, können Sie eine neue Art des Schwimmens entwickeln.

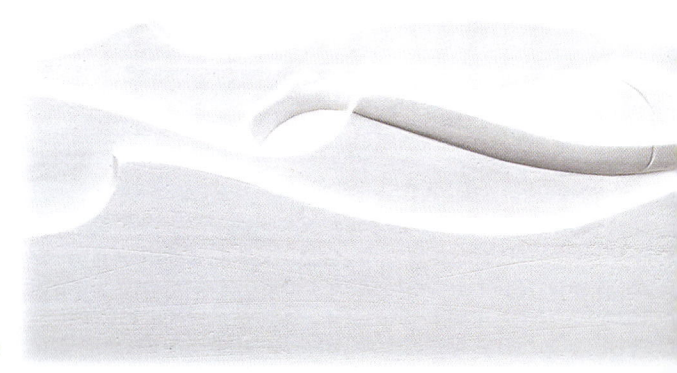

Vom Wasser getragen

Wasser, das in Dichtheit Luft tausendfach übersteigt, trägt das Gewicht Ihrer Wirbelsäule und ermöglicht eine bessere Entspannung Ihrer Muskeln.

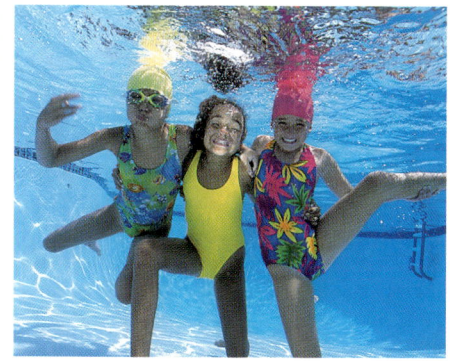

Gute Schwimmer

Wenn Sie Ihren Nacken entspannen, können Sie sich an der Oberfläche treiben lassen und mit mehr Leichtigkeit bewegen. Ihre Aufmerksamkeit sollte auf das Ausatmen gerichtet sein, wodurch das Einatmen automatisch stattfindet.

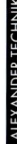

Reiten

In der spanischen Hofreitschule in Wien, anerkannt als eine der renommiertesten Schulen, werden Menschen und Pferde gemeinsam ausgebildet. Erfahrene Reiter werden auf junge Pferde gesetzt und junge Reiter werden auf erfahrene Pferde gesetzt. Dadurch lernen sie voneinander.

Reiten erfordert eine bewusste Selbstwahrnehmung. Wenn Sie die wachsame Ruhe, wie bereits oben in diesem Buch beschrieben, nicht besitzen, können die Ergebnisse verheerend sein. Tiere agieren auf eine gut-strukturierte, instinktive Weise. Pferde erkennen einen Mangel an Kontrolle oder Desorganisation im menschlichen Verhalten sehr schnell. Jeder, der Angst davor hat im Sattel zu sitzen, wird, öfter als ihm lieb ist, sehr rasch auf dem Boden landen. Die Alexander-Technik ermöglicht einen Fortschritt durch ihre Fähigkeit bewussten Haltungseinsatz und bessere Kontrolle der Angstreflexe herbeizuführen. Eine gute Haltung ist eine der grundlegenden Anforderungen an jeden Reiter. Üben Sie die Haltung des Reitens, bevor Sie auf das Pferd steigen.

Reithaltung

Beginnen Sie indem Sie aufrecht stehen, wenden Sie die Prinzipien der Alexander-Technik an, und stellen Sie Ihre Füße ungefähr 60 cm voneinander entfernt auf. Lassen Sie Ihren Kopf nach vorne nicken und beugen Sie leicht Ihre Knie. Sie sollten in der Lage sein, diese Haltung ohne überflüssige Anstrengung beizubehalten. Das Üben dieser Haltung erleichtert es Ihnen, die Balance zu halten wenn Sie auf dem Pferd sitzen.

Setzen Sie sich bequem in den Sattel, indem Sie Kontakt zum Gesäß herstellen. Die Probleme fangen oft an, wenn sich das Pferd zu bewegen beginnt. Als Reiter gibt es vieles, an das Sie denken müssen: Ihr eigener Zustand und der des Pferdes. Durch die Reitbewegung müssen Sie die Zügel als Halterung ergreifen. Der Einsatz Ihrer Hände muss bewusst, zielgerichtet, einfühlsam und ohne unnötige Körperbewegungen vor sich gehen. Es sollte eine beinahe mystische Verbindung zwischen Pferd und Reiter entstehen.

Bewusst machen

1 Nacken entspannt

2 Augen nach vorne gerichtet

3 Kreuz entspannen

4 Gesäßknochen ruhen gut im Sattel

5 Handgelenke und Ellbogen beweglich

6 Beine in sanftem Kontakt mit den Seiten des Pferdes

7 Fersen nach unten gerichtet

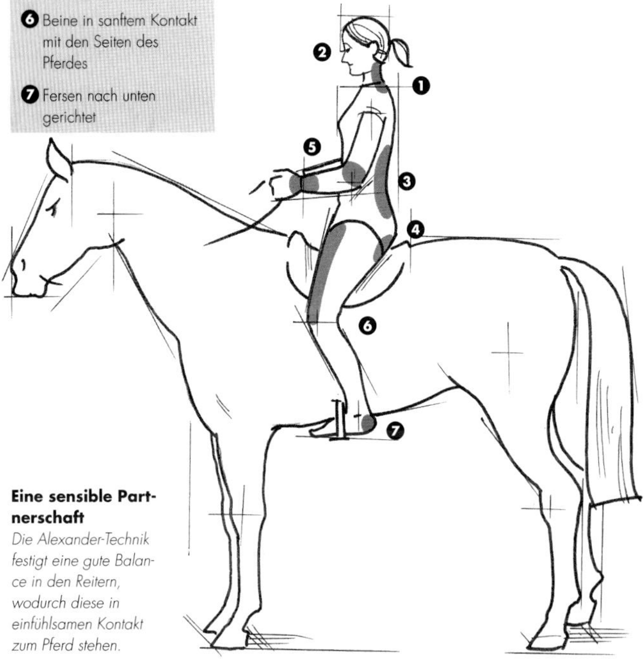

Eine sensible Partnerschaft

Die Alexander-Technik festigt eine gute Balance in den Reitern, wodurch diese in einfühlsamen Kontakt zum Pferd stehen.

AUSGEGLICHENES REITEN

Als guter Reiter müssen Sie eine große Bandbreite an Fertigkeiten beherrschen wie Balance, Sensibilität, kontrollierte Stärke, Geschmeidigkeit, und, am wichtigsten, Einfühlungsvermögen für das Tier, auf dem Sie sitzen. Sozusagen Propriozeption in Aktion. Haltung ist absolut entscheidend, weil der synchronisierte Einsatz von Rücken, Gesäß, Beinen und Händen einen starken Einfluss auf das Tier unter Ihnen hat. Ein Pferd kann nicht dazu gezwungen werden, eine Bewegung auszuführen, aber es kann dazu überredet werden. Wenn Sie den Alexander-Prinzipien folgen und auf eine ausgeglichene Weise im Sattel sitzen, kann Reiten mühelos sein.

Stuhl

Wenn sich der Körper des Reiters hinter der vertikalen Linie befindet, werden die Zügel als Halterung verwendet. Der Reiter nimmt den Stuhlsitz ein; unbeweglich und steif mit den Füßen nach vorne geklemmt.

Ausgeglichen

Der Körper des Reiters ist aufrecht und die Knie sind leicht gebeugt. Die Lenden werden leicht angespannt und die Füße stehen richtig in den Steigbügeln.

Gabel

Wenn der Körper des Reiters vor der vertikalen Linie ist, rundet man die Schultern nach innen, die Füße rutschen nach hinten und das Gesäß des Reiters wird aus dem Sattel gehoben.

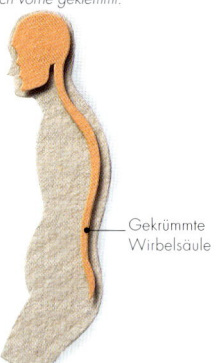

Gekrümmte Wirbelsäule

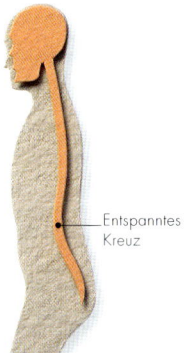

Entspanntes Kreuz

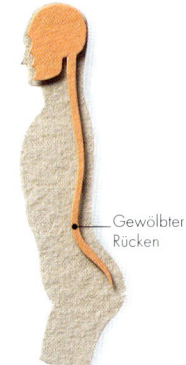

Gewölbter Rücken

Eins sein

Reiter und Ihre Reittiere scheinen, wenn sie ihre Bestleistungen erbringen, eine Einheit zu bilden. Harmonie wird so vollkommen, dass das Pferd auf die leichteste Berührung, oder sogar den Gedanken, des Reiters reagieren wird.

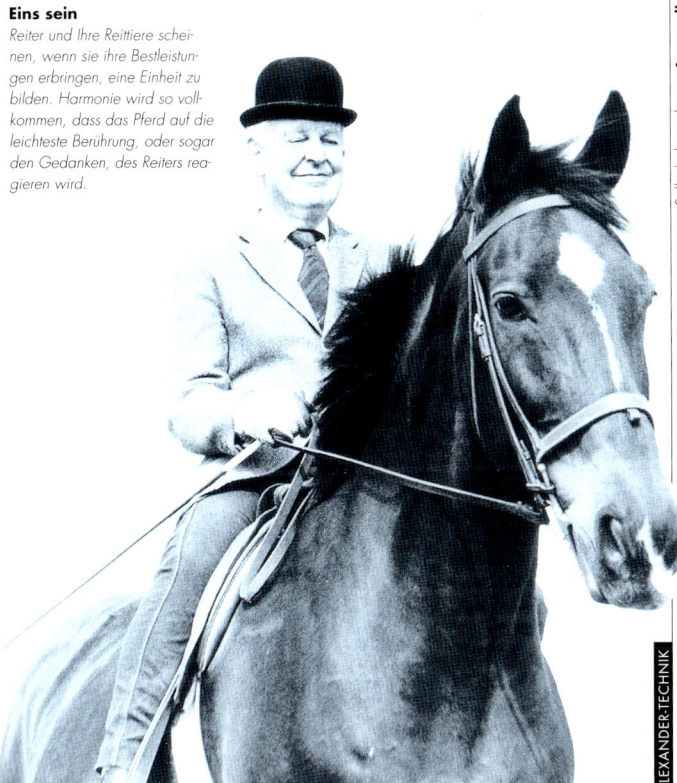

Tai Chi

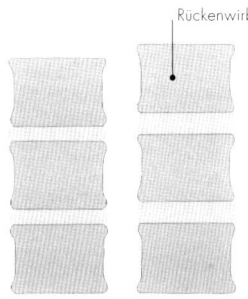

Rückenwirbel

Natürliche Federung

Bewegung ist so beschaffen, dass die länge und angeborene Federung der Wirbelsäule als eine Grundlage für den Bewegungsansatz betrachtet werden kann.

Tai Chi umfasst eine Reihe von Bewegungen, bekannt als „die Form", welche sich vor Hunderten von Jahren in China als ein System der Selbstverteidigung und Selbstentfaltung entwickelt hat. Die verschiedenen Übungen, aus denen die Form besteht, sind darauf ausgerichtet Gesundheit und Langlebigkeit zu vermitteln und ein tiefes Bewusstsein des Körper-Geist-Potenzials zu entwickeln.

Die Bewegungen in einer Tai Chi Form erscheinen mühelos, aber dennoch erfordern sie große Konzentration und Muskelenergie.

Zwei Disziplinen

Sowohl Tai Chi als auch die Alexander-Technik zielen darauf ab Flexibilität und Balance wiederherzustellen; beide betrachten Körper und Geist als ein einheitliches Ganzes, das Training benötigt. Die Disziplinen sind verschieden, aber die Absichten sind die selben.

In einer Alexander-Stunde werden Sie ermutigt Zielfixiertheit durch blockieren Ihrer gewohnten Reaktionen auf Reize zu vermeiden, Ihren Nacken zu entspannen und sich auf die Mittel zu konzentrieren.

In einer Tai Chi Form muss der Student seinen Geist beruhigen und mit ruhiger Konzentration und „dem Kopf im Gleichgewicht, als sei er an einem Faden oben aufgehängt", eine festgesetzte Reihe an Bewegungen vollbringen. Es ist jedoch die Beschaffenheit der Bewegungen und die Art in der Sie vollendet werden, die bedeutend sind.

Zusammenhänge

Langsame Bewegungen geben Zeit, um

Sinneseindrücke vom Gehirn ins Bewusstsein zu übertragen. Schnelle Bewegungen gestatten keinerlei Zeit für Rückmeldungen. Tai Chi ist durch die Schwerpunktsetzung auf langsame Bewegungen eine ausgezeichnete Methode für die Umsetzung des Bewusstseins der Balance und Haltung, dass beim Erlernen der Alexander-Technik erzielt wird.

Tai Chi und die Alexander-Technik haben aus dem Grund einiges gemeinsam, weil beide das Erreichen von guter Haltung, ruhiger Atmung, freier Bewegung, und allgemeinen Wohlbefindens fördern. Darüber hinaus vermittelt das Lernen beider Systeme anwendbares Wissen über das Skelett, die Muskulatur und die allgemeinen Körpermechanismen, wodurch die Körperwahrnehmung gesteigert wird und die notwendige Balance zur Erfüllung jeglicher Aufgaben mit Anmut erlernt wird.

Yin und Yang

Stehen im Mittelpunkt von Tai Chi. Sie stellen die dynamische Einheit von entgegengesetzten Kräften dar, wie hell und dunkel.

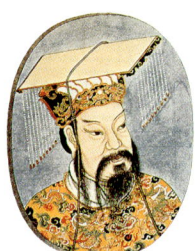

Der Gelbe Kaiser
Huang Di, dem Gelben Kaiser, wird die Urheberschaft von Neijing, einer der wichtigsten taoistischen Klassiker und bahnbrechenden, theoretischen Abhandlungen über traditionelle Chinesische Medizin, zugeschrieben.

YIN UND YANG IN BEWEGUNG

Yin und Yang stellen die dynamische Einheit von entgegengesetzten Kräften wie hell und dunkel, passiv und aktiv, weiblich und männlich dar. Ta Chi ist aus konstanten Gegensätzen zusammengesetzt, wie zum Beispiel offene und geschlossene Bewegungen. Das Ziel jeder Bewegung ist es das perfekte Gleichgewicht zwischen yin und yang wiederherzustellen. Bei der Alexander-Technik entspricht das Innehalten dem passiven Prinzip (yin), die Anweisung dem aktiven (yang). Eines unterstützt das andere – ohne einander sind sie bedeutungslos. Indem man dieses Prinzip in beiden Systemen befolgt, wird der propriozeptive Sinn schrittweise kultiviert, wodurch eine verbesserte Wahrnehmung der Position des Körpers relativ zum Raum der ihn umgibt und zu sich selbst ermöglicht wird.

Meditation in Bewegung
Die Tai Chi Form ist ein konstanter Kreis aus Symmetrie und Umwandlung. Jede Bewegung wird durch eine andere Bewegung in einem fortlaufenden, fließenden Zyklus ersetzt.

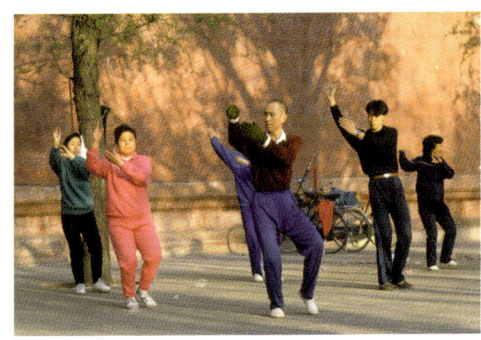

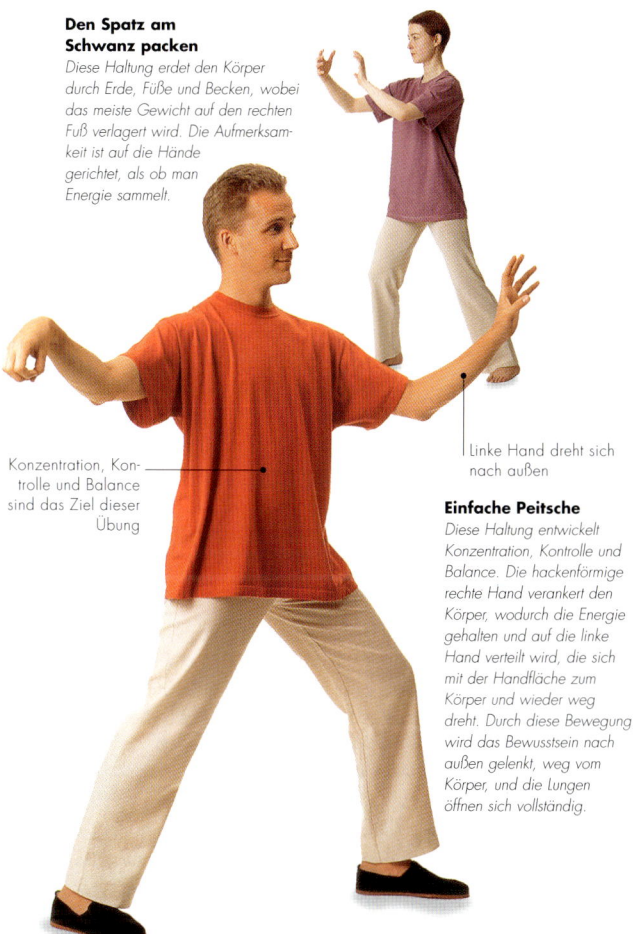

Den Spatz am Schwanz packen

Diese Haltung erdet den Körper durch Erde, Füße und Becken, wobei das meiste Gewicht auf den rechten Fuß verlagert wird. Die Aufmerksamkeit ist auf die Hände gerichtet, als ob man Energie sammelt.

Konzentration, Kontrolle und Balance sind das Ziel dieser Übung

Linke Hand dreht sich nach außen

Einfache Peitsche

Diese Haltung entwickelt Konzentration, Kontrolle und Balance. Die hackenförmige rechte Hand verankert den Körper, wodurch die Energie gehalten und auf die linke Hand verteilt wird, die sich mit der Handfläche zum Körper und wieder weg dreht. Durch diese Bewegung wird das Bewusstsein nach außen gelenkt, weg vom Körper, und die Lungen öffnen sich vollständig.

Schwangerschaft und Geburt

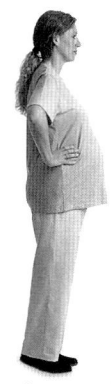

Die Belastung spüren

Der wachsende Fötus drückt auf das Herz, die Lungen und andere innere Organe, wodurch oft Verdauungsprobleme oder Atemschwierigkeiten verursacht werden.

Während der Schwangerschaft durchläuft der Körper der Frau eine verblüffende Anzahl an Veränderungen. Während Hormone den Körper überfluten und sie emotional beeinflussen, passt sich ihr Körper an die Bedürfnisse des Fötus an. Wenn das Baby wächst, verlagert das erhöhte Gewicht an der Vorderseite ihr Gleichgewichtszentrum. Der übliche Instinkt der Frau ist es sich von der Hüfte an nach hinten zu lehnen, um das zusätzliche Gewicht, dass sie tragen muss, auszugleichen. Dabei wird unermesslicher Druck auf das Kreuz ausgeübt, was oft in Rückenschmerzen endet.

Ein Alexander-Lehrer kann einer schwangeren Frau zeigen, wie sie den Druck auf ihre Wirbelsäule löst, indem das Gewicht des Kindes auf den Körper verteilt wird. Dadurch wird der Rücken geschützt, die Auswirkungen auf die inneren Organe gemildert, und eine freie Atmung ermöglicht. Einfache, alltägliche Aufgaben werden zunehmend schwieriger und unangenehmer. Je eher eine schwangere Frau mit dem Unterricht der Alexander-Technik beginnt, umso besser. Wenn sie die Anwendung von bewusster Kontrolle über Haltung und Bewegung erlernt hat, kann die Frau diese Fähigkeiten im alltäglichen Leben einsetzen und, was noch wichtiger ist, sich auf die Geburt selbst vorbereiten.

Geburt

Für die meisten Frauen ist die Reaktion auf Schmerz den Körper anzuspannen und den Atem anzuhalten, und das ist verbunden mit der Erwartung von Schmerz bei jeder Wehe, was zu Angst führt. Angst wiederum setzt all die falschen Hormone frei und kann zu einer Verzögerung des Geburtsvorgangs führen. Auf ähnliche Weise bringen Medikamente die Signale des Körpers durcheinander und könnten einen medizinischen Eingriff erforderlich machen.

Die Übung mit dem Geflüsterten „Ah" hilft bei Wehen. Die Anleitung von Alexander für den Umgang mit Angst war an etwas lustiges zu denken und zu lächeln. Lachen löst Anspannungen im Gesicht, wodurch die Speicheldrüsen Speichel absondern. Speichel übermittelt die Nachricht an das Gehirn, dass alles in Ordnung ist.

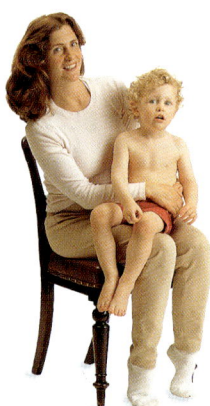

Zusammen glücklich
Die Alexander-Technik hilft Ihnen mit den Anforderungen der Erziehung junger Kinder fertig zu werden.

GEBURT
Die Alexander-Technik kann eine wichtige Rolle bei der natürlichen Geburt spielen. Sie lehrt, dass Schmerz ein notwendiger Teil der Wehen ist. Während der ersten Phase, wenn sich der Gebärmutterhals öffnet, wird die Mutter dazu ermutigt den Vorgang einfach stattfinden zu lassen. Mit jeder weiteren Wehe wird sie ermuntert sich zu bewegen, frei zu atmen und die Übung mit dem Geflüsterten „Ah" anzuwenden. Bewegungsfreiheit ist notwendig um Schmerz zu lindern, aber durch die Anwendung der Alexander-Anweisungen, kann die Frau üben zu krabbeln, in die Hocke zu gehen, zu knien oder sich vorzubeugen – je nachdem welche Haltung sich für sie „richtig" anfühlt, um die Geburt zu unterstützen.

Vorbeugen
Die dynamische Haltung des Vorbeugens ist besonders effektiv während der Schwangerschaft und Geburt. Wenn sich die Mutter in diese Position nach vorne lehnt, wird das Kind durch die Bauchwand gepolstert während sich das Becken neigt, wodurch das Kind dazu ermutigt wird sich in die richtige Position für die Geburt zu bewegen. Gleichzeitig regt das Gewicht des Kindes, im Zusammenspiel mit der Schwerkraft, stärkere und effizientere Wehen an.

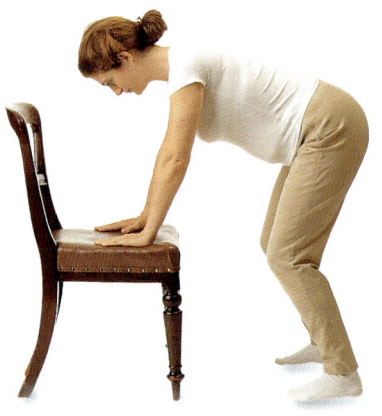

In der Hocke

In der Hocke wird der gesamte Rücken auf dynamische Weise gedehnt. Diese Haltung hilft besonders die Muskeln im unteren Rückenbereich und die Muskeln, die sich eventuell durch das Tragen des Kindes überstrapaziert haben, zu entlasten.

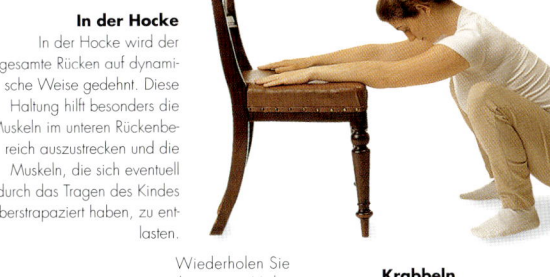

Wiederholen Sie das einige Male, dann rasten Sie auf allen Vieren, wobei Sie den Körper sanft schaukeln

Krabbeln

Krabbeln ist äußerst vorteilhaft für die Vorbereitung auf die Geburt, da es viele Frauen als angenehmer empfinden während den Wehen auf allen Vieren zu sein. Krabbeln hilft die Nerven zu beruhigen, geringe Schmerzen zu lindern und die Koordination zu verbessern.

Krabbeln langsam nach vorne wobei der Kopf leitet

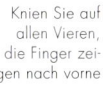

Knien Sie auf allen Vieren, die Finger zeigen nach vorne

Die „Schritte" sollten klein und rhythmisch sein: linke Hand und rechtes Knie, dann rechte Hand und linkes Knie, und so weiter

NIK

Ein Gesunder
Geist und Körper

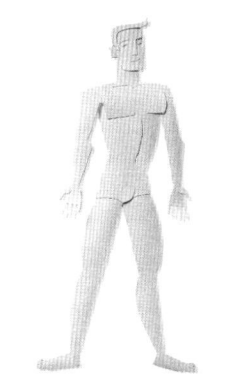

Psychosomatische Erkrankung
Viele Beschwerden können durch übermäßi-
ge Belebung normaler Stressreaktionen
hervorgerufen werden.

Der Ausdruck „psychosomatisch" weist auf eine Beziehung zwischen psychologischen Erfahrungen und physiologischen Abläufen hin. Alexander erkannte, dass Geist und Körper keine gesonderten Einheiten, sondern verschiedene Aspekte des Selbst sind.

Wohlbefinden

Wenn Sie ein Gefühl von Wohlbefinden haben, ist das ein physisches oder mentales Erlebnis? Wenn Sie sich wohl fühlen, befinden sich Geist und Körper in einem Zustand des Gleichgewichts. Wenn sich etwas im Organismus ändern würde, würde das sich in sowohl Geist als auch Körper wiederspiegeln. Depression umfasst einen Zusammenbruch des Körpers, einen Verlust an Energie und Selbstachtung. Wenn Sie bedroht werden, bereiten Sie sich durch das Anspannen Ihrer Muskeln darauf vor, sich zu verteidigen, Ihr Blutzucker steigt und Ihr Pulsschlag erhöht sich. Wenn Sie aus irgendeinem Grund besorgt sind, kann sich der Grad der Muskelanspannung steigern, weil dieser Widerstand darin reflektiert wird. Wenn sich Menschen zwischen zwei Alternativen nicht entscheiden können „erstarren" sie.

Schwierigkeiten vermeiden

Viele Beschwerden können durch die übermäßige Belebung normaler Stressreaktionen hervorgerufen werden. Wenn diese weiterbestehen, beeinträchtigen sie die Genesung von Geist und Körper als Ganzes, und können zu Krankheit führen. Alexander betonte, dass er keine bestimmten Symptome behandelte und hob die vorbeugende Eigenschaft seiner Arbeit hervor. Er erkannte dennoch, dass Fehlgebrauch ein zugrundeliegender Faktor bei Erkrankung ist und, dass durch einen besseren Gebrauch des Selbst, sich die Funktionsfähigkeit besserte und bestimmte Symptome oftmals verschwanden. Ähnliche Beobachtungen verleiteten Nikolas Tinbergen, Nobelpreisträger für Medizin 1973, dazu „... die Alexander-Technik als eine äußerst ausgefeilte Form der Rehabilitation der gesamten muskulären Ausstattung und dadurch vieler anderer Organe zu empfehlen, wobei erstaunliche Fortschritte in unterschiedlichen Kategorien erzielt wurden."

ARTHRITIS BEWÄLTIGEN

Wenn ein arthritischer Zustand mit wiederholtem Druck auf ein Gelenk in Verbindung steht, kann durch die Alexander-Technik der Schmerz gelindert und die Beweglichkeit gefördert werden. Jemand der an Schmerzen leidet, neigt dazu sich nur auf den Bereich der entzündet und schmerzhaft ist zu konzentrieren, aber der Ansatz der Alexander-Lehrer ist es die Aufmerksamkeit auf die gesamte Muskelkoordination zu lenken und weg vom dem Bereich in dem das Symptom auftritt. Der Lehrer führt Sie zu einem Gebrauch des ganzen Körpers auf eine Weise, die den natürlichen Rückhalt wiederherstellt und jeglicher Tendenz zu einer gekrümmten oder steifen Haltung, die unnotwendigen Druck auf das betroffene Gelenk ausübt, entgegenwirkt. In einer Alexander-Einheit erleben Sie wie die Muskeln in Ihrem Körper als ein komplex zusammenhängendes Ganzes zusammenarbeiten. Mit der Verbesserung Ihrer Sinneswahrnehmung wird Ihnen die Rolle, welche die Fehlverwendung der Primärsteuerung spielt, und auch der Druck der auf das bestimmte Gelenk ausgeübt wird, bewusster, etwas worüber Sie sich bewusst werden müssen, wenn Sie an Arthritis leiden.

Schmerzmanagement
Arthritis ist ein schmerzhafter Zustand. Ihr Alexander-Lehrer wird Ihnen dabei behilflich sein, sich als Reaktion auf Schmerz nicht zu überspannen.

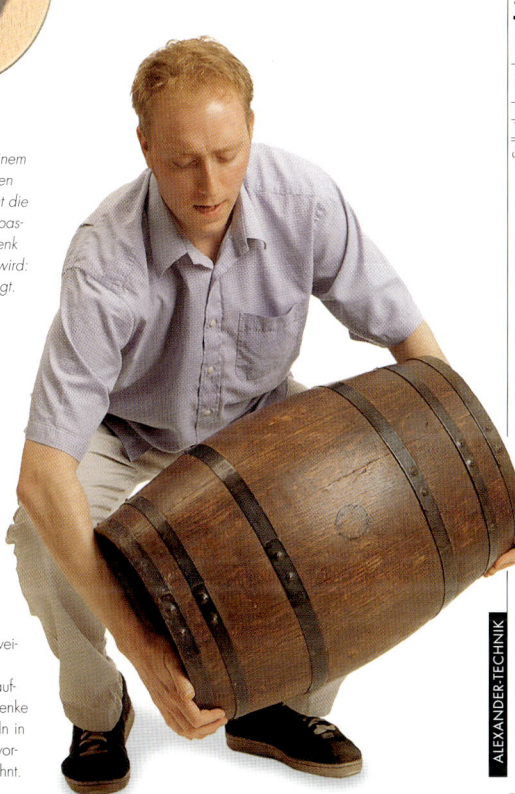

Natürliche Abnutzung

Wenn eine Tür auf einem Scharnier nach unten gedrückt ist, entspricht die Wirkung dem, was passiert, wenn ein Gelenk nach unten gedrückt wird: Reibung wird erzeugt.

Immer sachte

Der Druck auf Ihren Gelenken erzeugt durch das Heben schwerer Gegenstände wird verschlimmert durch starke Anspannung bereits vor der Bewegung. Durch die Anwendung der Innehaltens und der Anweisung, bevor Sie einen schweren Gegenstand aufheben, werden Ihre Gelenke entlastet und Ihre Muskeln in Vorbereitung auf die bevorstehende Aufgabe gedehnt.

Gesunde Atmung und ein Gesundes Herz

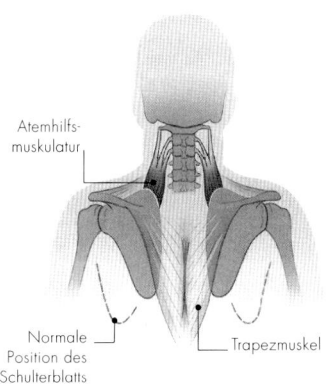

Atemhilfs-
muskulatur

Normale
Position des
Schulterblatts

Trapezmuskel

Brustkorbatmung

*Wenn sich das Zwerchfell nicht normal
bewegen kann und die Atmung erschwert ist,
spannen sich Nacken und Schultern an, um
die Atmung zu unterstützen.*

Die Verbindung zwischen Angst, Haltungsänderung und verändertem Atemmuster könnte ein ursächlicher Faktor bei Atemwegserkrankungen sein. Die physische Reaktion auf Stress oder Angst ist eine Verkürzung des Körpers und erhöhte respiratorisch-metabolische Frequenz. Die Grundlage dafür stammt aus bekannten Mustern von tierischem Verhalten, wobei es vorteilhaft ist sich zusammenzukauern oder sich vor Gefahr oder Raubtieren zu verstecken, und gleichzeitig den Stoffwechsel und die Bereitschaft der Muskeln in Vorbereitung auf Kampf oder Flucht zu erhöhen.

Normale Atmung hängt davon ab, ob sich der Körper im Gleichgewicht befindet und seine volle Größe mit minimaler Anstrengung beibehält. Das Zwerchfell ist der Hauptmuskel für die Einatmung und macht 60-80 Prozent der Brustkorb- und Lungenbewegungen bei einem gesunden Individuum aus. Wenn Sie sich krümmen oder beugen, schränkt der verkleinerte Innenraum die Funktion des Zwerchfells ein.

Verengung

Auch wenn Sie überstrapaziert sind, besteht ein aktiver Widerstand Ihres Körpers gegen die Bewegungen des Brustkorbs, wodurch es dem Zwerchfell unmöglich wird den Brustkorb normal zu bewegen. Zusätzliche Muskelanstrengung wird erforderlich, um diesen Widerstand zu überwinden.

Dieses Muster des angehobenen Brustkorbs ist oft bei Menschen mit hohem Blutdruck, Hypertonie und Herzerkrankungen zu finden. Ein gehobener oberer Brustbereich erschwert das Ausatmen. Die exzessive Anstrengung beim Einatmen erzeugt Anspannungen, welche die Entspannung der Brust, die beim normalen Ausamten stattfindet, nicht zulassen. Einatmen erfordert, dass Sie zuerst Ausatmen, aber wenn Sie Ihren Atem anhalten, werden Sie um Ihren nächsten Atemzug ringen. Je mehr Sie sich anstrengen einzuatmen, desto weniger wollen Sie ausatmen. Die Alexander-Technik kann in dieser Situation helfen, weil Sie sich all jener Faktoren bewusster werden, die die Anspannungen erzeugen, welche die eingeschränkte Atmung verursachen.

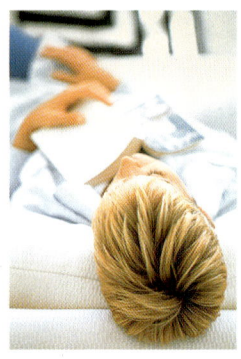

Erholen von Verletzungen

Zu wenig Aktivität nach einer Verletzung führt zu einem Verlust der Elastizität der Muskeln, wodurch Sie für Verletzungen anfällig sind, wenn Sie wieder in Aktion treten.

VERLETZUNG UND SCHMERZ

Haltung spielt eine entscheidende Rolle bei der Schmerzbehandlung und in der Rehabilitation von Verletzungen. Um den verletzten Bereich zu schützen und einen Anstieg des Schmerzes zu vermeiden, nehmen Sie einen Ausgleich und eine Anpassung Ihrer Haltung vor, was aber oft zu erhöhtem Druck auf den verletzten Bereich führt. Vielleicht werden Sie nur vorsichtiger in Ihren Bewegungen, um sich gegen jegliche Aktivitäten zu schützen, die den Schmerz wieder aufleben lassen. Dadurch erhöht sich die Wahrscheinlichkeit einer gesteigerten Durchblutung im verletzten Bereich, wodurch weitere Muskelkrampf und Schmerz verursacht werden. Wenn Sie vollkommen bewegungsunfähig sind, verursacht die verminderte Aktivität Ihrer Muskeln einen Verlust an Elastizität. Verlust an Elastizität tritt häufig auf bei Muskel- und Gelenksbeschwerden. Dadurch werden Sie anfälliger für Verletzungen, wenn Sie die Aktivität wieder aufnehmen. Sie pendeln zwischen überstrapazierten oder verkümmerten Muskeln und brechen zusammen. Die Alexander-Technik steigert Ihre Wahrnehmung und hilft Ihnen die Beziehung zwischen dem Gebrauch Ihres ganzen Körpers und der Freiheit und Mobilität bestimmter Gelenke zu steuern. Sie stärkt Sie darin die Beziehung zwischen Ihrer Einstellung und der erlittenen Verletzung zu spüren.

**Zur Verletzung
beitragen**

*Im Schmerzzustand
spannt sich Ihr ganzer
Körper an. Durch Ihren
Versuch den Schmerz zu
vermeiden, üben Sie
ungewollt noch mehr
Druck auf den verletzten
Bereich aus.*

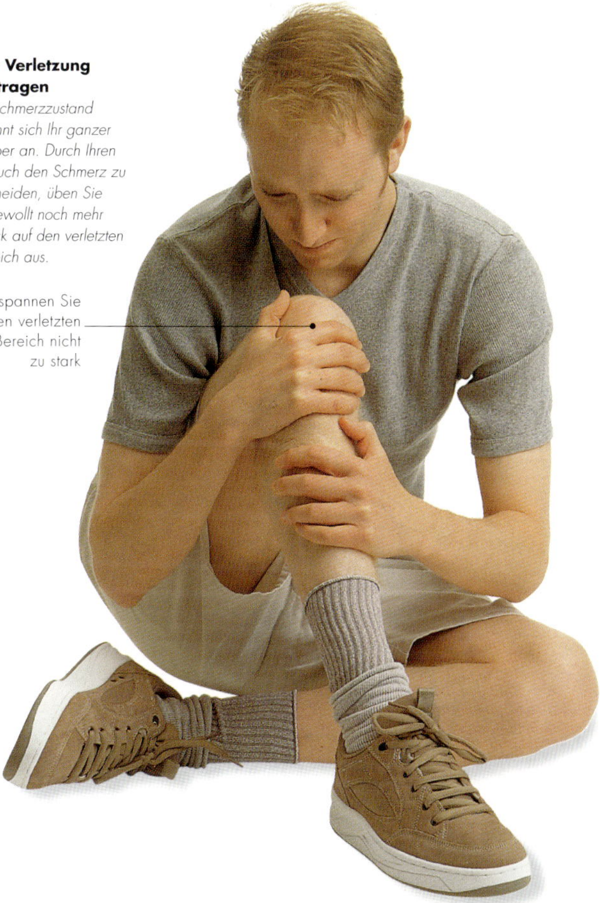

Überspannen Sie
den verletzten
Bereich nicht
zu stark

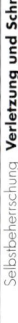

Umgang mit Depressionen

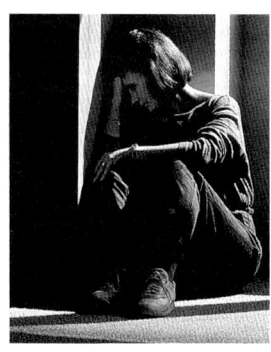

Trübsinnige Stimmung
Haltung hat eine tiefgreifende Wirkung auf Sie. Veränderung Ihrer Haltung und Unterstützung natürlicher Atmung können dabei helfen, Depressionen zu lösen.

Bei dem Versuch den Ursprung der Depression zu verstehen, haben einige Psychiater evolutionäre Faktoren erkannt und argumentiert, dass sich verschiedene Mechanismen entwickelt haben, die uns befähigen mit Verlust umzugehen. Wenn Verlust, Niederlage oder Unterordnung auftreten, setzt sich ein unwillkürlicher Vorgang in Bewegung, der eine Veränderung der Haltung, Verlust an Energie, Stimmungsänderung, Appetitlosigkeit, Bewegungsträgheit und ein vermindertes Selbstvertrauen verursacht. Dadurch wird dem Angreifer das Signal vermittelt, dass sich der Gegner unterworfen hat und versichert ihn, dass keine weiteren Angriffe wahrscheinlich sind. Bei Tieren sichern diese Reaktionen, dass Auseinandersetzungen schnell beigelegt werden, unnötige Aggressionen innerhalb von Gruppen vermindert werden und Harmonie gesichert wird. Sobald die Auseinandersetzung vorbei ist, erlangen Tiere ihr Gleichgewicht wieder und nehmen respektvoll ihre Position innerhalb der Gruppenhierarchie ein.

Depressionen folgen bei Menschen oft auf Verlust oder Niederlage irgendeiner Art. Liebe, Zuneigung, Gemeinschaft, Status und Gruppenanerkennung sind wichtige Faktoren für Gesundheit und Wohlbefinden und ein Verlust in einem dieser Bereiche kann den Ausbruch einer Depressionsepisode auslösen. Im Fall von leichten Depressionen kann einiges durch Selbsthilfe erreicht werden. Indem Sie erkennen, zu welchem Ausmaß die

Depression einem alten Muster entspricht,
und dass Sie dieses vielleicht sogar selbst
aufrechterhalten, haben Sie bereits den
Punkt der Veränderung erreicht.

Über den Berg kommen

Der Vorgang des Innehaltens ermöglicht
es Ihnen, auf die Signale Ihrer Depression zu achten und ehrlich über Ihre
aktive Rolle dabei zu sein. Wenn Ihr
Körper eine depressive Haltung einnimmt,
wird Ihre Atmung eingeschränkt. Machen
Sie die Übung mit dem Geflüsterten „Ah"
in der Sternposition, um sich selbst aus
der zusammengesackten Haltung zu
helfen und Ihren Atem neu zu beleben.
Ihre Haltung hat eine tiefgreifende
Wirkung auf Sie. Die Veränderung Ihrer
Haltung und Unterstützung der natürlichen
Atmung hilft Ihnen eine proaktivere Rolle
in Ihrem Zustand zu spielen.

Medizinische Hilfe

Schwere Depressionen erfordern medizinische
Hilfe. In leichteren Fällen unterstützt die Alexander-Technik den langen Prozess der Genesung.

RSI-SYNDROM

Das RSI-Syndrom wurde vom *British Medical Journal* als arbeitsbedingte Schädigung des oberen Bewegungsapparates bezeichnet. Das Problem tritt oft in Handgelenken, Fingern und Unterarmen auf, wenn sich die Sehne oder Sehnenscheide entzündet. Sportarten, welche eine wiederholte Bewegung der Handgelenke erfordern, oder Tippen und Textverarbeitung, welche eine wiederholte Bewegung der Finger erfordern, verursachen sehr wahrscheinlich diesen Zustand. Reduktion der Belastung auf den Muskeln, Sehnen und Gelenken kann bei dieser Erkrankung helfen. Neueste Forschungsergebnisse belegen, dass Verletzungen aufgrund einer Kapazitätsüberlastung des Gehirns durch die Steuerung von präzisen Bewegungsabläufen verursacht werden können. Die Behandlung dieser Beschwerden umfasst meist das ruhig stellen der Gliedmaßen. Wenn die Forschungsergebnisse richtig sind, wäre die Alexander-Technik, die Gefühle neu belebt und dem Gehirn die Kontrolle von Bewegungen wieder erlernt, besser geeignet.

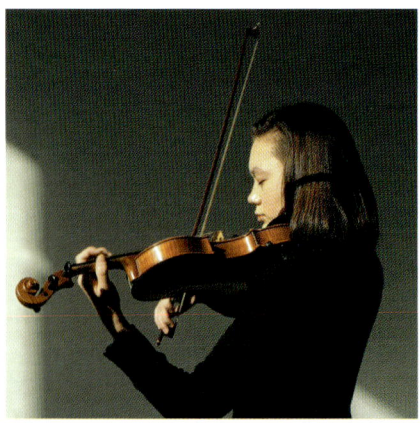

Bewusstsein in Aktion

Die Alexander-Technik erhöht sensorische Reaktionen und verbessert die Kontrolle Ihres Körpers und Instruments.

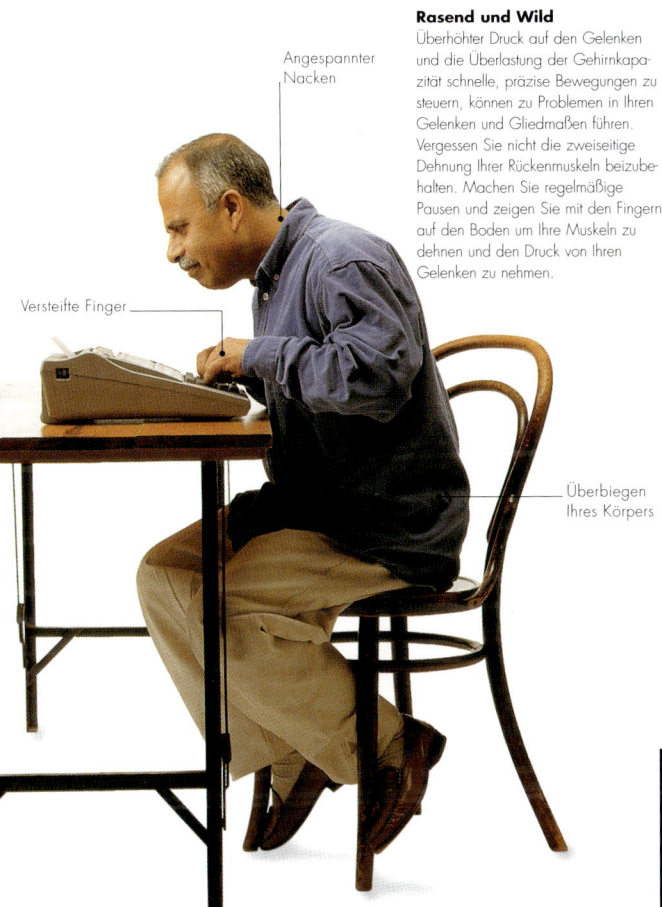

Rasend und Wild

Überhöhter Druck auf den Gelenken und die Überlastung der Gehirnkapazität schnelle, präzise Bewegungen zu steuern, können zu Problemen in Ihren Gelenken und Gliedmaßen führen. Vergessen Sie nicht die zweiseitige Dehnung Ihrer Rückenmuskeln beizubehalten. Machen Sie regelmäßige Pausen und zeigen Sie mit den Fingern auf den Boden um Ihre Muskeln zu dehnen und den Druck von Ihren Gelenken zu nehmen.

Angespannter Nacken

Versteifte Finger

Überbiegen Ihres Körpers

Emotion, Haltung und Verdauung

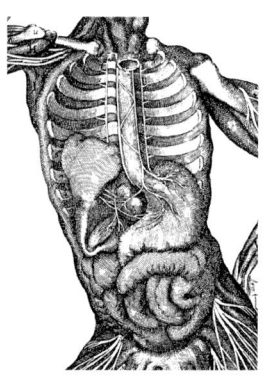

Verbesserte Verdauung
Viele Menschen bemerkten, dass sich Ihre Verdauung durch den Unterricht der Alexander-Technik verbesserte.

Viele Ärzte glauben, dass Magen-Darm-Erkrankungen durch Stress verursacht werden können, und dass unsere Fähigkeit Nahrung zu verdauen durch Anspannung, Angst und andere emotionale Faktoren beeinflusst wird. Die Beziehung zwischen der Kampf- oder Fluchtreaktion und der Verdauungsfunktion ist lebenswichtig für Tiere in der Wildnis. Geringe Angst verursacht eine unwillkürliche Muskelanspannung im absteigenden Grimmdarm. Wenn sich Angst in Panik verwandelt, verflüssigt sich der Inhalt des Darms und das Tier entleert den Darm unfreiwillig in dem Moment bevor es zu flüchten beginnt. Geringe Angst wird mit Darmverstopfung in Verbindung gebracht und Schrecken mit Durchfall. Dadurch wird nahe gelegt, dass normale Reaktionen auf Angst bei Menschen zu Darmkrankheiten führen können. Möglicherweise rufen steigendes Tempo und Druck des Lebens Überlebensreaktionen, die zu Verdauungsproblemen führen, hervor.

Viele Menschen bemerkten, dass sich Ihre Verdauung durch den Unterricht der Alexander-Technik verbessert hat. Haltung, Emotion und Verdauung sind so eng miteinander verbunden, dass unmittelbare Fortschritte durch das Zusammenwirken wiederhergestellter Balance und gelöstem emotionalen Druck erzielt werden können. Eine angemessene Anspannung im Bauch ist wichtig für die Verdauung. Einige Menschen reagieren auf Stress mit Anspannung des Bauchs. Durch eine verbesserte Haltung kann der Druck auf den Bauch gelöst werden und der für eine gute Verdauung notwendige Tonus im Bauch erreicht werden.

Unverdauliche Fakten

Ein hohes Anspannungsniveau ist oft das Resultat von Angst oder einer anderen starken Emotion. Ein akuter Anfall von Verdauungsstörung kann aus einem Vorfall, der Wut oder Angst hervorruft, resultieren.

Die aktuelle Mode preist die Eigenschaft eines flachen Bauchs. Zu starke Anspannung im Bauch schränkt die Darmfunktion ein. Wenn Sie Ihren Bauch einziehen, reagiert der Brustkorb indem er sich festsetzt. Wenn sich der Brustkorb nicht bewegen kann, wird überhöhter Druck auf den Bauch ausgeübt und das kann zu Verdauungsstörungen führen.

DER GANZE MENSCH

Bestimmte Blumen werden als Symbol für die Hürden, die das Leben darbietet, die Veranlagung diese zu überwinden und die Unvermeidbarkeit von Wachstum und spiritueller Entfaltung verwendet. Im Osten ist es die Lotosblume, im Westen die Rose und die Lilie. Der Samen ist die Bündelung des Potenzials, und die Knospe, die der Dunkelheit der Erde entspringt und auf Licht reagiert, überwindet die Schwerkraft, breitet sich aus und öffnet sich nach außen. Mit dem entfalten ihrer Blätter enthüllt sie ihre innere Schönheit und, wie ihr Duft ausströmt, wird ihre Essenz in die Welt getragen. Wenn Sie Ihre volle Haltung erreichen, kann das mit einer Blume verglichen werden und mit dem entfalten Ihres Selbst. Genauso wie sie darauf programmiert sind der Abwärtskraft der Schwerkraft entgegenzuwirken, haben Sie die Veranlagung Hindernisse zu überwinden und Ihr Potenzial zu verwirklichen. Sie und Ihre Haltung sind miteinander verflochten. Die Alexander-Technik hilft Ihnen, die Muster und das Verhalten Ihres Körpers, die oft tief verwurzelt sind, zu verstehen, und wie diese Ihre Beziehung zu sich selbst und Ihre Reaktionen auf das Leben zum Ausdruck bringen.

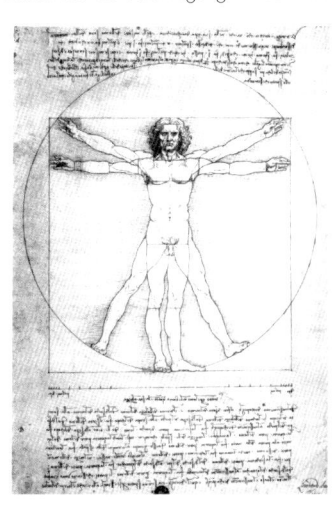

Greifen Sie nach den Sternen

Die Beziehung zwischen der Erreichung Ihrer vollen Gestalt und die Verwirklichung des Potenzials sind in der Zeichnung von Leonardo da Vinci dargestellt.

Selbst-Verwirklichung

*Durch Haltungsbewusstsein
können Sie sich selbst zum
blühen und entfalten bringen.*

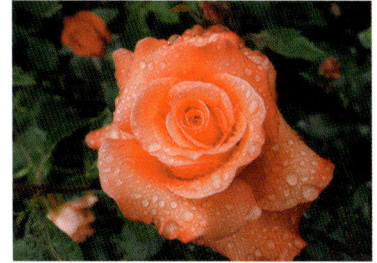

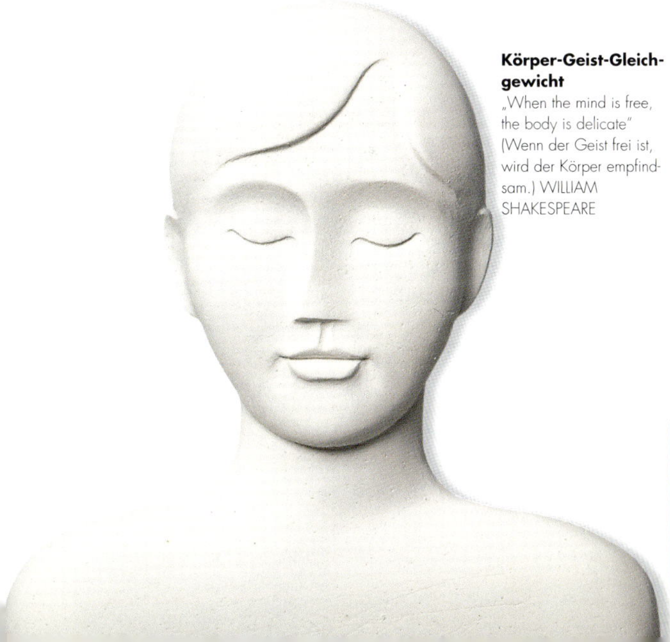

Körper-Geist-Gleich-
gewicht

„When the mind is free,
the body is delicate"
(Wenn der Geist frei ist,
wird der Körper empfind-
sam.) WILLIAM
SHAKESPEARE

Kombinieren von Instinkt, Emotion und Vernunft

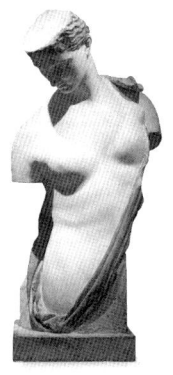

Stille
Innehalten eröffnet den Dialog zwischen Gedanken und Gefühlen.

Zahlreiche menschliche Reaktionen entspringen tierischem Verhalten. Viele dieser Muster, die einige als neurotisch betrachten, sind Überreste von Reaktionen die in der Evolution biologisch wertvoll waren. Erfahrungen der Furcht und Angst waren ausschlaggebend für das Überleben und führten zu

Reaktionen der Flucht, des Angriffs, der Unterwerfung und „Erstarrung". Die Lenkung von Aggression ist ein bedeutender Faktor in der menschlichen Evolution und sozialen Ordnung. Die Rolle des vorderen Gehirnteils ist die Kontrolle von emotionsgeladenen Reaktionen und bringt eine rationale Perspektive in die Gleichung mit ein. Dabei handelt es sich jedoch um eine relativ neue Entwicklung und oft unterdrückt die Vernunft einfach nur die Rückmeldungen der Gefühle, wodurch der Konflikt gesteigert wird und sich die Aggression nach innen wendet. Sie erleben eine „erstarrte" Reaktion, die den Kampf zwischen Instinkt, Emotion und Verstand enthüllt. Das Ziel des Innehaltens ist es, den Dialog zwischen Gedanken und Gefühlen zu eröffnen, damit Ihre Wahl der Ausdruck eines ungeteilten Selbst ist.

Konstanter Reiz

In vielen Hinsichten wird das Leben für Menschen einfacher. Eine Verbesserung der Möglichkeiten bringt aber neue und unerwartete Probleme mit sich. Überbevölkerung, Überfüllung, das Tempo des Lebens, materielle Erwartungen, Träume von glücklichen Beziehungen und Ruhm tragen alle dazu bei, dass die Menschen sich zunehmend von äußeren Bedürfnissen überwältigt fühlen. Diese Faktoren können (auf einer unterbewussten Ebene) die Konkurrenzreaktion auslösen – Stärke messen, Erfolgschance einschätzen und die Kampf- oder Fluchtreaktion aktivieren. Indem Sie feinfühliger für die Funktionsweisen Ihrer aufrechten Haltung werden, hilft Ihnen die Alexander-Technik sich der Macht der Erwartungen und Ihrer Reaktionen auf Furcht, Angst oder einer dauernden Erwartungshaltung bewusster zu werden.

Den Schwerpunkt ändern

Innehalten hilft Ihnen die Verlockung der externen Umgebung abzuwehren und Ihre Aufmerksamkeit auf die Bedeutung des Innenlebens zu richten.

LEISTUNGSANGST

Im täglichen Leben kann die Kampf- oder Fluchtreaktion unerwartet durch Situationen, die Sorge oder Angst verursachen, hervorgerufen werden, wodurch Anspannung und eine gesteigerte Herzfrequenz und Atmung resultieren. Tiere treffen instinktiv eine Entscheidung zwischen den Alternativen und ziehen sich entweder aus der beängstigenden Situation zurück oder machen kehrt und kämpfen. Menschen, mit ihren hochentwickelten Gehirnen, sind sich dessen bewusst, dass Ihre instinktiven Reaktionen unpassend sein können. Jedoch gegen seine eigenen Impulse zu handeln oder sich zwischen unvereinbaren Alternativen entscheiden zu müssen, kann Angst, Stress und Muskelanspannung auslösen. Diese Muster können entstehen, wenn Sie an Ihren Fähigkeiten zweifeln oder wenn das, was Sie wollen nicht mit dem vereinbar ist, was Sie für möglich halten. Die Alexander-Technik hilft Ihnen, diese Reaktionen zu steuern.

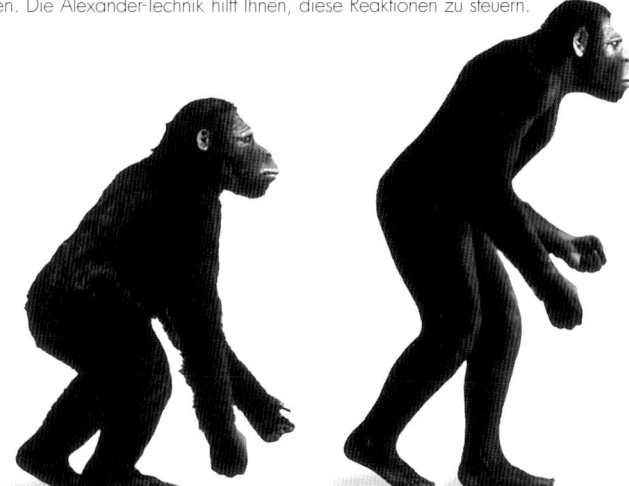

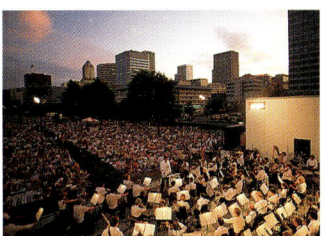

Gesteuerte Energie

Leistung erfordert einen Energieanstieg. Es ist nur ein schmaler Grat zwischen Erregung und Angst. Durch die Alexander-Technik lernen Sie den Unterschied zu verstehen.

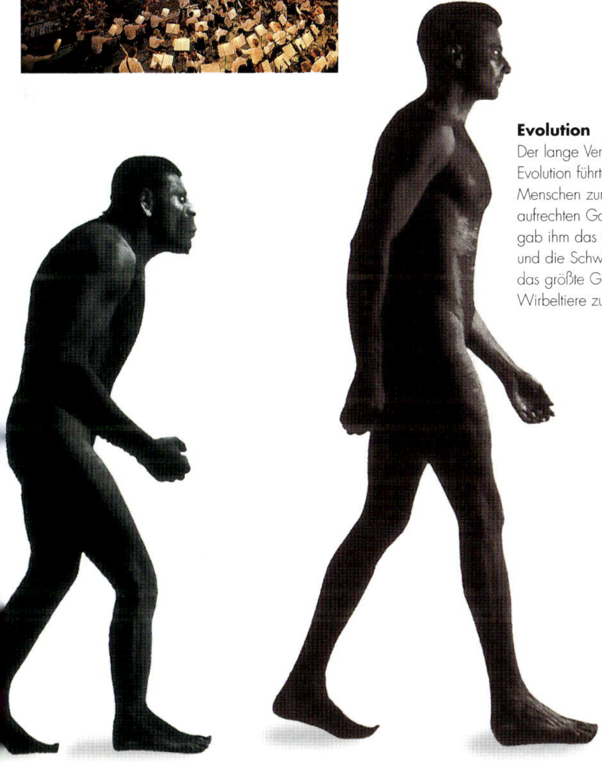

Evolution

Der lange Verlauf der Evolution führte den Menschen zum aufrechten Gang und gab ihm das Geschenk und die Schwierigkeit das größte Gehirn aller Wirbeltiere zu haben.

Arbeit mit Kindern

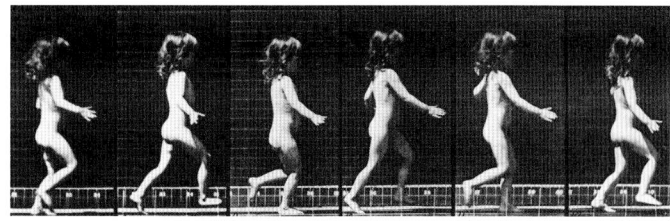

Aus Freude tanzen

*Die Bewegungshaltung und -freiheit von
Kindern ist eine natürliche Fähigkeit die
oft mit dem älter werden verloren geht.*

Kinder zeigen eine natürliche Neugier an Ihrer Umgebung. Für Eltern ist es eine Herausforderung, den Kindern das Erforschen der Welt zu ermöglichen und sie dabei gleichzeitig vor Schaden zu schützen. Wenn Kinder die Beaufsichtigung der Eltern verlassen, um mit anderen Kindern zu spielen oder zur Schule zu gehen, treten Sie in eine Welt des Wettbewerbs ein und sind zeitweise durch neue Kontakte oder der Herausforderung neue Fähigkeiten zu lernen bedroht, möglicherweise weil ihre Selbstachtung hinterfragt wird. Manchmal müssen Eltern vorsichtig beurteilen wann sie ihre Kinder fordern und wann fördern sollen und wann sie ihrem Instinkt folgen sollen. Oft haben Eltern unvernünftige Erwartungen an ihre Kinder, möglicherweise zurückzuführen auf ihre eigenen Fehler und Unsicherheiten. Alle Kinder imitieren das Verhalten, positiv als auch negativ, der Menschen die sie betreuen, wodurch es wichtig wird Konzentration und Ruhe eher als aggressive Reaktionen und Panik zu bestärken.

Bedingungslos Liebe schenken

Wenn das Geben von Liebe als Bedingung sportlichen oder schulischen Erfolg hat, können Kinder Selbstsicherheit verlieren. Sie werden nicht mehr von Neu-

gierde und Interesse motiviert, sondern
von der Angst, dass sie bei Versagen
nicht mehr geliebt werden. Gefühle der
Unwürdigkeit und Enttäuschung über-
schatten ihre natürliche Freiheit und sie
beginnen Dinge richtig zu machen, um
sich Selbst zu beweisen. Ärger und
Ungeduld seitens der Erwachsenen wird
diese Unsicherheiten nur verstärken,
wodurch die Kampf- und Fluchtreaktion
überstimuliert und tief verwurzelt wird.

Positive Verstärkung

Die Veranlagung zu lernen erfordert die
Zeit Informationen aufzunehmen, einzuschätzen und zu verdauen. Es ist wichtig,
dass Eltern ein Gefühl für den Lernverlauf
Ihrer Kinder haben. Dann können sie das
Lernen unterstützen ohne den Vorgang zu
stören. Das erfordert Geduld und die
Fähigkeit Ihr eigenes Innehalten anzuwenden. Es ist zwecklos und entmutigend
dem Kind zu sagen, dass es falsch liegt.
Die stetige Verstärkung des Positiven ist
ein elementarer Teil guter Erziehung.

Gute Kindererziehung

Wenn Sie kleine Kinder grüßen, antworten diese
meist freudig und ohne die Bewegungsfreiheit zu
stören. Das ist natürliches Innehalten in Aktion.

KINDER UNTERRICHTEN

Wie oft wurde die Anweisung „Steh gerade" von Eltern oder Lehrern geflüstert, geschrieen oder einfach nur automatisch gefordert? Wenn Kinder auf eine Weise sitzen oder stehen, die Sie als zusammengesackt betrachten, ist es wichtig, sie vorsichtig und fantasievoll dazu zu bringen gerade zu stehen. Wenn Sie das auf eine herrische, diktatorische Art machen, rufen Sie wahrscheinlich nur die Kampf- oder Fluchtreaktion hervor und ermutigen das Kind auf eine selbstbezwingende Art den Körper zu strecken. Nachdem sich das unangenehm und unnatürlich anfühlt, wird es den Versuch oft aufgeben. Wenn das zu einem Streitthema wird, unterstützen Sie eventuell die Gewohnheit ungesund zu stehen, weil das Kind dann die Haltung als Mittel der Meinungsäußerung zum Streit verwendet. Es ist genauso eine physische Haltung wie eine emotionale Reaktion. Wenn Kinder die Erfahrung machen aufrecht zu stehen, wird ihr Bewegungsmuster effizienter, wodurch ein Erfolgsgefühl verstärkt wird.

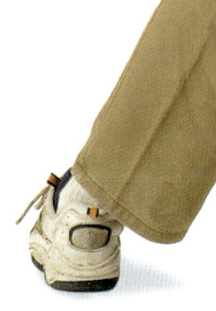

Bereit fürs Leben
Es ist wichtig die natürliche Haltung und den angeborenen Sinn für wachsame Stille von Kindesalter an zu fördern.

Spieltrieb

Kinder entfalten natürliches Innehalten, Energie und Flexibilität, welche, wenn sie verloren gehen, durch die Alexander-Technik wiedererlangt werden können. Pädagogen müssen darauf achten, den Kindern nicht die Lust aufs Leben zu nehmen.

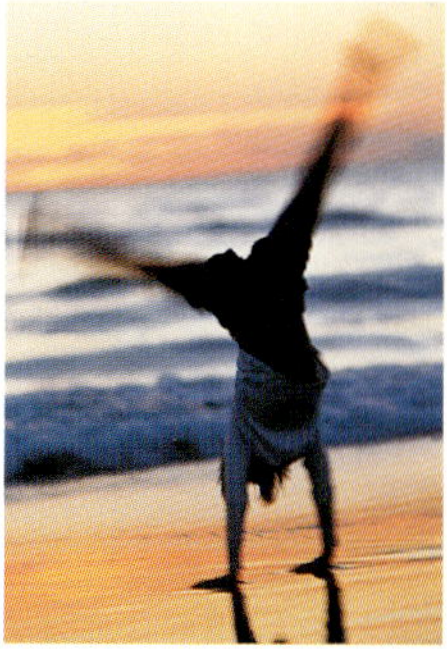

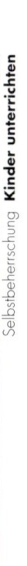

Durchs Leben Schweben

Die Freude am Leben, ausgedrückt durch Bewegung, ist eine wundervolle Sache und kann von jung und alt gleichsam genossen werden.

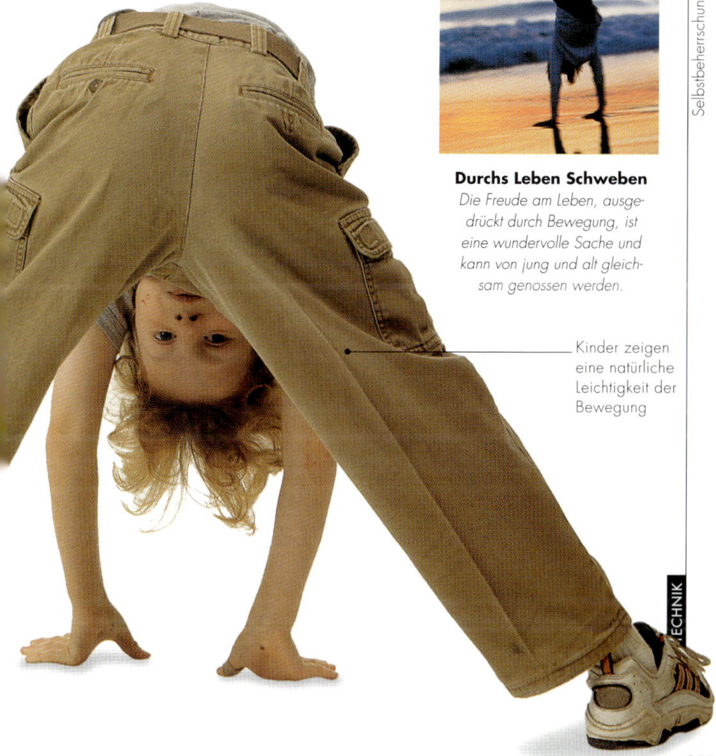

Kinder zeigen eine natürliche Leichtigkeit der Bewegung

TECHNIK

211

Verwirklichen Ihres Wahren Potenzials

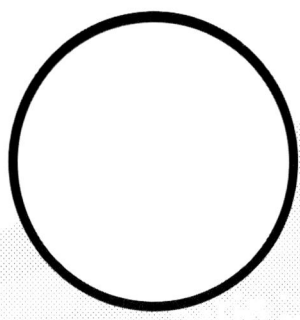

Leerraum
Alle Möglichkeiten stehen Ihnen offen, wenn Sie nicht krampfhaft versuchen Sie zu finden.

Wir glauben oft, dass die Reize aus der Außenwelt interessanter sind, als jene von innen. Aber die Gefahr hierbei besteht, dass Barrieren gegen das Wissen von innen aufgestellt werden. Das kann dazu führen, dass Sie Ihre intuitive Reaktion auf eine Situation ignorieren.

Das Bewusstsein einsetzen

Wenn Sie Ihre inneren Gedanken, Intuitionen und Informationen aus der Außenwelt ignorieren, verwenden Sie nicht Ihr ganzes Bewusstsein. Der bewusste Verstand hat eine größere Aufgabe zu erfüllen. Setzen Sie Ihren Verstand auf diese erweiterte Art ein, können Sie besser Entscheidungen treffen.

Im Allgemeinen entsteht psychologisches Ungleichgewicht auf eine von zwei Arten. Entweder hat sich eine Überzeugung oder Wahrnehmung des Selbst in Ihr Muster eingeschlichen. Oder ein Teil Ihres inneren Vorgangs ist verloren gegangen. Je mehr der bewusste Verstand lernt aufmerksam zu sein,

Wir besitzen zwei mächtige Ressourcen, die wir nicht bis zu ihrem vollen Potenzial ausschöpfen: Selbsterkenntnis und Entscheidungsfähigkeit. Das Bewusstsein ist darauf ausgerichtet sowohl von der Außenwelt als auch vom inneren Selbst Daten zu erhalten. Die Informationen die aus dem inneren Selbst kommen benötigen Zeit zur Betrachtung und Abwägung.

desto mehr werden diese Muster enthüllt. In jedem Moment des Lebens befinden Sie sich in dem Vorgang. Die Alexander-Technik ermöglicht es Ihnen, diesen Vorgang auf eine bewusste Ebene zu verlagern und seinen Verlauf zu steuern. Nutzen Sie die Gelegenheit innezuhalten. Auf diese Weise können Sie sich selbst zuhören und sanft entspannen. Vielleicht entstehen neue Möglichkeiten oder Sie sehen eine alte Situation in einem neuen Licht. Treffen Sie eine Entscheidung und befolgen Sie Ihre Anweisungen. Wenn Sie Ihre volle Größe erleben, können Sie sich von Ihrer Vergangenheit lösen und haben die Chance auf einen Neuanfang.

Wachsame Ruhe

Innehalten und Anweisung helfen Ihnen einen Platz der wachsamen Stille zu schaffen, von dem aus Sie klare, überlegte Handlungen setzen können.

GLOSSAR

Anweisungen Gedanken-vorgänge, die Anordnungen zur Entspannung, Dehnung und Streckung geben.

Atlanto-Occipitalgelenk Gelenk zwischen Knochen an der Schädelbasis und oberstem Wirbelgelenk, wodurch der Kopf nicken kann.

Amtung Ein- und Auswärts-bewegung von Luft in den Lungen.

Atrophie Schwund.

Ausatmung Luft aus den Lungen ausatmen.

Ausstrecken Akt oder Vor-gang des Streckens von Gliedmaßen.

Becken Teil des Skeletts, der in Form eines Kno-chengürtels die unteren Glie-der mit dem Körper verbin-det.

Bewusste Kontrolle Fähigkeit, welche die Orga-nisation von Reaktionen ermöglicht, um Entscheidun-gen bei Tätigkeiten zu treffen.

Chronisch langfristige oder häufig auftretende Erkrankung oder Krankheit, die allen Hei-lungsversuchen widersteht.

Drehmoment alles, was den Körper zum Biegen oder Drehen bringt.

Einstellung i) Position des Körpers, die Gedanken, Gefühle oder Taten andeutet; ii) Gemütsverfassung, Verhal-ten oder Benehmen.

Einziehen zurückziehen oder verkürzen.

Entspannt frei oder freiset-zen.

Erleichtern leichter oder angenehmer machen.

Faser feiner Nervenfaden oder Muskelgewebe.

Fehlgebrauch falsche oder ineffiziente Arbeitswei-se.

Gegengewicht Kräfte, die entgegengesetzt oder ausge-glichen sind.

Gewohnheit etabliertes Muster oder Verhaltensten-denz.

Gleichgewicht Balance.

Halbrückenlage mit dem Kopf gestützt und den Beinen gebeugt liegen, lässt Körper-muskeln sich entspannen damit Dehnung und Streckung stattfindet.

Haltung Stellung des Kör-pers.

Haltungsfasern Muskel-gewebe fähig, zur Aktivität bei geringer Kontraktion für längere Zeit.

Haltungsmechanismen Mechanismen für Balance und Haltung.

Immunsystem natürliche Abwehr des Körpers gegen Krankheiten.

Impuls i) natürlicher, unwill-kürlicher Antrieb oder Ten-denz zu handeln; ii) Bedürf-nis aufgrund der momentanen Einschätzung einer Situation zu handeln.

Innehalten Entscheidung, nicht auf einen Reiz zu rea-gieren.

Interkostale Muskeln Muskeln zwischen den Rip-pen.

Kehlkopf Stimmorgan im Oberbereich der Stimmröhre.

Kollaps Zusammensacken.

Kreuzbein Lendenknochen, der zusammen mit dem Steißbein den unteren Teil der Wirbelsäule bildet.

Mittel-wodurch Alexanders Ausdruck für die Kunst darauf zu achten, wie ein Ziel erreicht wird.

Nach unten ziehen Zusammenziehen des Körpers und Vermeidung der Funktion bei voller Größe.

Physiologie Funktionswissenschaft des lebenden Organismus.

Pinzettengriff Vorgang bei dem Zeigefinger und Daumen zusammengebracht werden.

Primärsteuerung dynamische Beziehung zwischen Kopf, Nacken, Rücken und Atmung, welche die Koordination des restlichen Körpers beeinflusst und grundlegend für menschliche Haltung und Bewegung ist.

Propriozeption Vorgang der Einschätzung der Körperhaltung und Muskelanstrengung.

Psychophysisch Einheit von Geist und Körper.

Reflex unwillkürliche, ungelernte Reaktion auf einen Reiz.

Reiz i) äußere Ursache für Aktivität eines Organismus; ii) Veränderung des Bewusstseins durch Impuls in Nerven oder Muskeln.

Sinneseindruck Änderung der Wahrnehmung durch reizen eines Nervenvorgangs, besonders Reize der Sinnesorgane.

Sinneswahrnehmung Fähigkeit, Rückmeldungen von Sinnen und Anspannungsgrad einzuschätzen.

Stimmfalten stimmproduzierender Teil des Kehlkopfs, vormals Stimmbänder.

Tai Chi Sequenz von ununterbrochenen Bewegungen, ausgerichtet auf Gesundheit, Langlebigkeit und Kultivierung einer tiefe-

ren Wahrnehmung des Körper-Geist-Potenzials.

Veranlagung Tendenz, angeboren oder erlernt, zu bestimmten Denk- oder Reaktionsweisen.

Wirbelsäule Rückenknochen bestehend aus Wirbeln.

Wirbeltier Tier mit untergliederter Wirbelsäule.

Yang (chinesische Phil.) männliches Prinzip. Quelle von Leben und Wärme.

Yin (chinesische Phil.) weibliches Prinzip. Steht für Kälte, Dunkelheit und Tod.

Zielfixiertheit Tendenz sich auf Endresultate zu konzentrieren und den dafür notwendigen Vorgang zu ignorieren.

Zungenbein U-förmiger Knochen am Zungenansatz.

Zwerchfell Hauptmuskel der Einatmung, der Brust und Bauchhöhle trennt. Wird vor dem Einatmen abgeflacht.

LITERATURHINWEISE

ALEXANDER, F. M., *Articles and Lectures*, compiled by Jean M. O. Fisher, Mouritz, London, 1995

ALEXANDER, F. M., *Constructive Conscious Control of the Individual*, STAT Books, London, 1997

ALEXANDER, F. M., *Man's Supreme Inheritance*, Mouritz, London, 1996

ALEXANDER, F. M., *The Use of the Self*, Gollancz, London, 1996

ALEXANDER, F. M., *The Universal Constant in Living*, Mouritz, London, 2000

BARLOW, W., (ed.), *More Talk of Alexander*, Gollancz, London, 1970, 1978

CARRINGTON, W., *The Act of Living*, edited by Jerry Sontag, Mornum Time Press, San Francisco, 1999

CARRINGTON, W., *Thinking Aloud*, edited by Jerry Sontag, Mornum Time Press, San Francisco, 1994

CARRINGTON, W. and CAREY, S., *Explaining the Alexander Technique: The Writings of F. Matthias Alexander*, The Sheldrake Press, London, 1992

DE ALACANTRA, P., *Indirect Procedures: A Musician's Guide to the Alexander Technique*, with a foreword by Sir Colin Davis, Oxford University Press, Oxford, 1997

GARLICK, D., *The Lost Sixth Sense, A Medical Scientist Looks at the Alexander Technique*, University of New South Wales, Kensington, 1990

GARLICK, D. (ed.), *Proprioception, Posture and Emotion*, University of New South Wales, Kensington, 1982

Gelb, M., *Body Learning*, Aurum Press, 1981

JONES, F. P., *Freedom to Change: The Development and Science of the Alexander Technique*, Mouritz, London, 1997

JONES, F. P., BARLOW, W., HUXLEY, A., et al. *Knowing How to Stop, A Collection of Essays*, Chaterson, 1946

MACDONALD, G., *Alexander Technique*, Hodder & Stoughton, London, 1994

MACDONALD, G., *The Complete Illustrated Guide to Alexander Technique*, Element Books Ltd., Shaftesbury, 1998

MACDONALD, P., *The Alexander Technique (As I See It)*, Rahula Books, 1989

MACDONALD, R., *The Use of the Voice: Sensory Appreciation, Posture, Vocal Functioning and Shakespearean Text Performance*, Macdonald Media, London, 1997

MACHOVER, I., DRAKE, A. AND DRAKE, J., *The Alexander Technique, Birth Book,* Sterling Publishing, New York, London, 1993, reissued as *Pregnancy and Birth the Alexander Way,* Robinson Publishing Ltd., London, 1995

SHAW, S. and D'ANGOUR, A., *The Art of Swimming,* Ashgrove Press Ltd., Bath, 1996

HILFREICHE ADRESSEN

Alexander Training Voice Communication
Macdonald Media Ltd.
E-Mail: enquiries@macdonaldmedia.co.uk
www.macdonaldmedia.co.uk

**American Society for
the Alexander Technique**
(AmSAT – formerly NASTAT)
401 East Market Street
Charlottesville
VA 2290
Tel: 1 804 295 2840
(800 473 0620 toll free in US)
Fax: 1 804 295 3947
E-Mail: alexandertec@earthink.com
www.alexandertech.org

**Associaçào Brasileira
da Técnica Alexander (ABTA)**
Caixa Postal 16020
Rio de Janeiro
RJ Brazil
CEP 22220-970
Tel & Fax: 55 21 239 66 18
E-Mail:abta@montreal.com.br

Assoc. Française des Prof. Tecnique Alexander (APTA)
42 Terrasse de l'Iris
La Défense 2, 92400
Courbevoie
France
Tel & Fax: 33 140 90 06 23
E-Mail: aptafr@aol.com

**Australian Society of Teachers of
the Alexander Technique (AUSTAT)**
P O Box 716
Darlinghurst NSW 2010
Australia
Tel: 1800 339 571(toll free number within Australia)
E-Mail: ruthshoe@bigpond.com
www.alexandertechnique.org.au

**Belgian Assoc. of Teachers of F. M.
Alexander Technique (AEFMAT)**
4 Rue des Fonds,
B-1380 Lasne
Belgium
Tel & Fax: 32 2 633 3059
E-Mail: synergon@skynet.be

**The Canadian Society of Teachers
of the Alexander Technique (CAN-STAT)**
1472 East St. Joseph Boulevard
Apt No. 4
Montreal
Tel: 1 416 631 8127
Fax: 1 416 631 0094
E-Mail: fajin@cam.org

**Centre D'Analisi
Psico-Corporal (APTAE)**
c/o Nàpols 338 Esc. Drt 6* 4a
08025 Barcelona
Tel: 34 3 207 6516
Fax: 34 3 438 4827
E-Mail: xaviortiz@ms3.redestb.es

The Constructive Teaching Centre
18 Lansdowne Road
London W11
Tel: 44 207 727 7222

Danish Society of Teachers of the Alexander Technique (DFLAT)
Amager Faelledvej 4
DK 2300
Copenhagen 5
Denmark
Tel: 45 32 96 20 19
Fax: 45 32 96 20 39
E-Mail: dflat@post4.tele.dk

Eutokia Birth Centre
5 Milman Road
London NW6 6EN
Tel: 44 208 969 5356
E-Mail: moshe.machover@kcl.ac.uk

German Society of Teachers of the Alexander Technique (GLAT)
Postfach 5312
79020 Freiburg
Germany
Tel & Fax: 49 761 383 357
E-Mail: glat@tonline.de

Israeli Society of Teachers of the Alexander Technique ((ISTAT)
PO Box 715
Karkur 37106
Israel
Tel: 972 6 378 244
Fax: 972 6 272 211
E-Mail: daliax@netvision.net.i

London Academy of Music and Dramatic Art
226 Cromwell Road
London SW5 0SR
Tel: 44 207 373 9883
http://www.lamda.org.uk
E-Mail: enquiries@lamda.org.uk

Netherlands Society of Teachers of the Alexander Technique (NeVLAT)
Postbus 15591
1001 NB Amsterdam
The Netherlands
Tel: 31 20 625 3163

The Society of Teachers of the Alexander Technique (STAT)
20 London House
266 Fulham Road
London SW10 9EL
Tel: 44 207 351 0828
E-Mail: info@stat.org.uk

STAT books
Tel: 44 207 352 0666
E-Mail: statbooks@stat.org.uk

South African Society of Teachers of the Alexander Technique (SASTAT)
17 Ash Street
Observatory 7925
South Africa
Tel & Fax: 27 21 439 3440
E-Mail: ingridw@iafrica.com

Schweizerischer Verband der Lehrerinnen und Lehrer der F. M. Alexander-Technik
(SVLAT)
Postfach
CH 8032 Zürich
Switzerland
Tel: 41 1 201 03 43
E-Mail: info@svlat.ch

ANBIETENDE INSITUTIONEN DER ALEXANDER-TECHNIK

Die Alexander-Technik ist für eine Vielzahl von leistungsbezogenen Aktivitäten hilfreich; hier werden nur einige der renommierten Institutionen, welche diese Technik regelmäßig einsetzen, aufgelistet.

Musikakademie, San Sebastian, Spanien

Amadeus International Business Consultants, London, UK

Beer Davis Publicity Consultants, London, UK

Universität Boston Institut für Kunstwissenschaft, Boston, Maine, USA

Opernhaus Bremen, Deutschland

Bristol Old Vic Theatre School, Bristol, UK

British Association for Performing Arts Medicine

Central School of Speech and Drama, London, UK

Cheltenham Ladies' College, Cheltenham, UK

Dramaten Teatre, Stockholm, Schweden

Estnische Musikakademie, Tallinn, Estland

Eton College UK

Ferens Voice Clinic, Middlesex Hospital, UK

Glaxo Wellcome Foundation, London, UK

Guildford Drama School, Guildford, Surrey, UK

Guildhall School of Music and Drama, London, UK

Universität von Indiana, USA

Juilliard School, New York, USA

London Academy of Music and Dramatic Art, London, UK

Metropolitan Oper, New York, USA

Mountview Theatre School, London, UK

Musikkonservatorium Neuengland, USA

New York Universität, USA

Nimrod Theater, Sydney, Australien

Northwestern University School of Music and School of Speech, Australien

Purcell School, London, UK

Rogaland Theater, Stavanger, Norwegen

Royal Academy of Dramatic Art, London, UK

Royal Academy of Music, London, UK

Royal College of Music, London, UK

Royal National Theatre, London, UK

Royal Northern College of Music, Manchester, UK

Shakespeare's Globe Theatre, London, UK

Sotheby's Auctioneers,
London, UK

State Theatre School,
Oslo, Norwegen

The Actor's Centre, Dublin,
Irland

The Actor's Studio, New
York, USA

**The American Academy
of Dramatic Arts**, New
York, USA

**The Aspen Music Festival
and School**, Colorado, USA

**The Eastman School of
Music**, Rochester, NY

**Die Londoner Philharmo-
niker**, London, UK

The Menuhin School, UK

The Royal Festival Hall,
London, UK

Trondelag Theater, Tron-
heim, Norwegen

**Westminster Public
School**, London, UK

**Yale Universität (Institut
für Schauspiel)**, Connec-
ticut, USA

INDEX

DANKSAGUNG

Die Autoren bedanken sich bei den Modellen Nikki Amuka-Bird, Priyanga Elan,
Dominic, Jack, Sam und Hermione Murray, Ryan Elsworthy, Kamal Thapen,
Christine Baden-Semper und ihrer Enkelin Maya Marriott-Semper.

Der Dank gilt auch Michael Bloch für das Verfassen der Biographie von F. M. Alexander,
Walter und Dilys Carrington für ihre Unterstützung und Großzügigkeit,
Jackie Loxton, Ruth Murray und Peggy Williams für ihre unermüdliche Hilfe,
Guy Ryecart und Kate Heal für ihre sorgfältige Detailgenauigkeit. Und besonderer
Dank geht an Glynn Macdonald für ihre Liebe, Inspiration und ständige Unterstützung.

BILDNACHWEISE

Jeder Versuch wurde unternommen die Inhaber der Urheberrechte
zu finden und eine Genehmigung einzuholen.
Die Herausgeber bitten um Entschuldigung für jegliche Versäumnisse und würden
selbstverständlich jegliche notwendigen Änderungen bei nachfolgenden Drucken vornehmen

AKG, London 30b, 48l, 52, 169; **Bruce Coleman Collection** 51t;
Corbis 50t, 51, 203t / Bettmann Archive 29, 193, 202, 212-213 /
Hulton Getty 172, 208 / Wolfgang Kaehler 182b /
Catherine Karnow 198 / Mike King 46l; **Tony Stone Images** 26b, 27b,
43t, 46r, 50b, 58, 59tr, 62, 63t, 63b, 175t, 190, 194, 196, 207t, 208, 211tr.

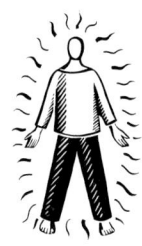